ACREDITE: A VIDA SEM DOR É POSSÍVEL

CARO LEITOR,

Queremos saber sua opinião
sobre nossos livros.
Após a leitura, curta-nos no
Facebook/editoragentebr,
siga-nos no
Twitter @EditoraGente e no
Instagram @editoragente
e visite-nos no site
www.editoragente.com.br.
Cadastre-se e contribua com
sugestões, críticas ou elogios.
Boa leitura!

ROGÉRIO LIPORACI, PHD

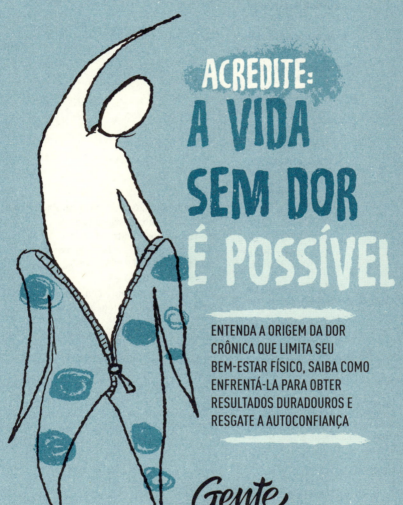

ACREDITE: A VIDA SEM DOR É POSSÍVEL

ENTENDA A ORIGEM DA DOR CRÔNICA QUE LIMITA SEU BEM-ESTAR FÍSICO, SAIBA COMO ENFRENTÁ-LA PARA OBTER RESULTADOS DURADOUROS E RESGATE A AUTOCONFIANÇA

Gente
editora

Diretora
Rosely Boschini

Gerente Editorial
Carolina Rocha

Editora Assistente
Audrya Oliveira

Assistente Editorial
Giulia Molina

Controle de produção
Fabio Esteves

Edição
Fabio Saraiva

Preparação
Fernanda Mello

Projeto gráfico
Sergio Rossi

Diagramação
Futura

Capa
Sergio Rossi

Ilustrações
Sergio Rossi

Revisão
Vero Verbo Serviços Editoriais

Impressão
Gráfica Edições Loyola

Copyright © 2020 by Rogério Liporaci, PhD
Todos os direitos desta edição
são reservados à Editora Gente.
Rua Original, nº 141 / 143 – Sumarezinho
São Paulo, SP – CEP 05435-050
Telefone: (11) 3670-2500
Site: www.editoragente.com.br
E-mail: gente@editoragente.com.br

Dados Internacionais de Catalogação na Publicação (CIP)
Angélica Ilacqua CRB-8/7057

Liporaci, Rogério
Acredite a vida sem dor é possível: entenda a origem da dor crônica que limita seu bem-estar físico, saiba como enfrentá-la para obter resultados duradouros e resgate a autoconfiança / Rogério Liporaci. – São Paulo : Editora Gente, 2020.
256 p.

ISBN 978-65-5544-023-2

1. Dor crônica I. Título

20-2634   CDD 616.0472

Índice para catálogo sistemático:

1. Dor crônica

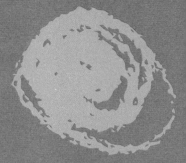

NOTA DO PUBLISHER

SE SÓ NO BRASIL 60 MILHÕES DE PESSOAS CONVIVEM DIARIAMENTE COM DORES CRÔNICAS *ACREDITE: A VIDA SEM DOR É POSSÍVEL* É UM LIVRO MAIS DO QUE PERTINENTE: É ESSENCIAL. ROGÉRIO LIPORACI PASSOU OS ÚLTIMOS DEZ ANOS aprimorando técnicas de gestão da dor crônica aos movimentos e sustentação do corpo e já transformou a vida de diversos pacientes que já não viam mais solução para seu sofrimento, mas seu propósito é maior: trazer de volta a vida sem dor para mais pessoas, democratizando seu conhecimento. Eu e a equipe da Editora Gente acreditamos nesse propósito: esse livro que chega em suas mãos é um primeiro passo que damos juntos rumo a um mundo mais feliz, leve e sem sofrimento.

Rosely Boschini
CEO e publisher da Editora Gente

DEDICATÓRIA

DEDICO O ESFORÇO DE ESCREVER AO MEU AMOR MAIOR, FLORENCE, MINHA FILHA QUERIDA QUE AINDA NO VENTRE JÁ ME MOSTRAVA O VERDADEIRO SENTIDO PARA ACORDAR, PERSEVERAR, SORRIR E DORMIR, SONHANDO EM FAZÊ-LA FELIZ.

Com o mais verdadeiro amor à Marisa Liporaci, a irmã que cuida como mãe, a tia que zela para como um filho. Um anjo em nossas vidas.

Dedico a obra pronta aos pacientes que passaram pelos meus cuidados e, me incentivando a encontrar uma maneira de oferecer a mais pessoas este estilo de tratamento, despertaram em mim a vontade de conceber este livro.

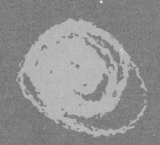

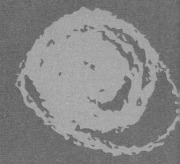

AGRADECIMENTOS

DR. AUGUSTO CURY, SUA SENSIBILIDADE E HUMILDADE SÃO INFINITAMENTE MAIORES QUE TODO O SUCESSO DE SEUS LIVROS. POR ISSO, ESPERO QUE O UNIVERSO RETORNE A VOCÊ EM SAÚDE, ALEGRIA COM A FAMÍLIA, FILHAS E NETOS. NO aconchego de seu lar, ou auxiliando milhões de pessoas com suas palavras.

Professora Anamaria Siriani, professora associada da Faculdade de Medicina de Ribeirão Preto da Universidade de São Paulo(FMRP-USP), a primeira crítica a ler esta obra com todo carinho que lhe é peculiar, suas ponderações de que esta obra deveria ser lançada o mais rápido possível mostraram-me que eu estava no caminho certo para auxiliar pessoas com dores persistentes, tendo você como exemplo impecável de professora, pesquisadora e clínica sobre dores crônicas musculoesqueléticas.

À querida amiga Fabi, que preservo o sobrenome para dar-lhe o direito de vibrar intimamente com o capítulo de suas vitórias, com todo carinho dedico este livro como forma de agradecer a oportunidade de ter me proporcionado perceber plenamente a nobreza de sentimentos como gratidão, confiança e cumplicidade. Lembre-se de nossos dias e encoraje-se a seguir adiante, como fez comigo.

Um agradecimento especial a você, leitor, que confiou nesta obra. Espero que lhe faça a diferença no entendimento sobre o tema, assim como para mim foi primordial estudá-lo. Esta obra me fez uma pessoa melhor, ainda em construção, e estou certo de que, quanto mais eu contribuir para auxiliar as pessoas a superar seu caos, mais minha construção pessoal, interior e espiritual continuará a avançar.

SUMÁRIO

10   NOTA DO AUTOR

13   INTRODUÇÃO

18   CAPÍTULO 1: ALENTO PARA QUEM ESTÁ SEM ESPERANÇA

24   CAPÍTULO 2: AS CONDUTAS EQUIVOCADAS PARA DORES CRÔNICAS

34   CAPÍTULO 3: ENTENDENDO A DOR

51   CAPÍTULO 4: O EXCESSO DE EXAMES E DIAGNÓSTICOS

68   CAPÍTULO 5: OS MITOS QUE PIORAM A DOR CRÔNICA

81   CAPÍTULO 6: COMO ERA ANTES DA DOR

92   CAPÍTULO 7: O CAMINHO DA DIMINUIÇÃO DAS DORES PELA FISIOTERAPIA
POR MEIO DA DUPLA DE SUCESSO: EXERCÍCIO E EDUCAÇÃO

130   CAPÍTULO 8: O PERFIL DEPRESSIVO – A HISTÓRIA DO MEU CAOS –
NINGUÉM ESTÁ IMUNE

139   CAPÍTULO 9: O PERFIL ANSIOSO – A CAMINHADA DE SALTO ALTO
NA ESTEIRA ERGOMÉTRICA

158   CAPÍTULO 10: O PERFIL AFETIVO – A VONTADE DE IR À FESTA DO PEÃO

179   CAPÍTULO 11: O PERFIL ATLÉTICO E ATIVO LABORAL – A NECESSIDADE DE VOLTAR
RAPIDAMENTE A SALVAR VIDAS

192   CAPÍTULO 12: O PERFIL SEDENTÁRIO – O DIÁRIO COMO ALIADO

203   CAPÍTULO 13: O PERFIL COMÓRBIDO – O DIA DE EDUCAR A AMÁVEL EDUCADORA

213   CAPÍTULO 14: O PERFIL IDOSO – AO CONTRÁRIO DE INFANTILIZAR, DÊ-LHES
A CHANCE DE VOLTAREM A SER PROTAGONISTAS DE SUAS VIDAS

225   CAPÍTULO 15: OS INSUCESSOS MERECEM APENAS UM CURTO CAPÍTULO,
PORQUE NÃO DEVEM SER A REGRA...

231   CAPÍTULO 16: DOIS QUESTIONÁRIOS

237   CAPÍTULO 17: COM CARINHO, AOS PROFISSIONAIS DE SAÚDE QUE
TRATAM DE DORES CRÔNICAS

245   CAPÍTULO 18: COM CARINHO, A FAMÍLIA, AMIGOS E COMPANHEIROS(AS) DE
QUEM CONVIVE COM AS DORES CRÔNICAS

249   CAPÍTULO 19: COM CARINHO, A VOCÊ, LEITOR, QUE CONVIVE COM DORES CRÔNICAS

251   REFERÊNCIAS BIBLIOGRÁFICAS

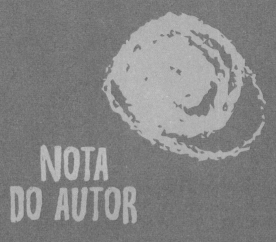

NOTA DO AUTOR

ESTA OBRA CONTÉM FATOS REAIS CUJOS ENVOLVIDOS, APESAR DO ANONIMATO, AUTORIZARAM FORMALMENTE O USO DE SUAS HISTÓRIAS, VIA TERMO DE CONSENTIMENTO LIVRE E ESCLARECIDO.

A leitura desta obra **não** elimina a importância do acompanhamento profissional da área médica, que se debruçará sobre cada tipo específico de dor crônica. A proposta é lhe ajudar no entendimento, em estratégias para iniciar o enfrentamento, na autorresponsabilidade, e encorajá-lo(a), debatendo casos de sucesso, mapeando os insucessos e apontando um caminho para a solução que envolve você e os profissionais de saúde.

A atenção deste livro está pautada em simplificar o tema para ser entendido por leigos, que convivem com as dores crônicas aos movimentos do corpo, familiares, amigos e companheiros(as) que passam juntos por este combate diário, além dos que não possuem esses desconfortos persistentes mas que têm consciência do quão comum são e buscam aqui a lucidez sobre o assunto. Os profissionais de saúde que tratam dores crônicas também são beneficiados com a descomplicação do tema, tornando-o mais palatável, a julgar pela complexidade com que sempre fora debatido. Assim, todo o texto é organizado com base em referências científicas de qualidade, elencadas por capítulo ao final da obra, para posterior consulta dos profissionais de saúde que desejam expandir sua expertise frente a algum tópico aqui abordado.

PREFÁCIO

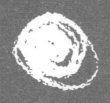

SOMOS INTELECTUALMENTE COMPLEXOS, MAS, AO MESMO TEMPO, BIOLOGICAMENTE FRÁGEIS! A DOR FAZ PARTE DO DICIONÁRIO DESSA ESPÉCIE TEMPORAL, QUE PASSA COMO NUVENS QUE NÃO RESISTEM ÀS PEQUENAS CORRENTES DO tempo. Há dores emocionais, como as fobias, o sofrimento por antecipação, a ruminação de mágoas, a lama das preocupações, e dores físicas, como as lombalgias, as dores articulares, a fibromialgia e inumeráveis outras que são incapacitantes. A dor, em seus aspectos mais amplos, asfixia o sentido existencial, o prazer de viver, a motivação e a criatividade. O ser humano sempre procurou técnicas, medicamentos e procedimentos para aliviar a dor, seja qual for! Não sou especialista em dores físicas, e sim em dores emocionais, mas sei que elas se entrelaçam de forma muito íntima.

Por exemplo, dores físicas podem gerar ansiedade, e a ansiedade pode produzir ou expandir as dores físicas. Esta obra de Rogério Liporaci enfoca o mundo das dores físicas, por meio de técnicas de superação, de reeducação, de exercícios de autocontrole físico que auxiliam no controle mental, na observação de gatilhos emocionais, pensamentos repetitivos, de estilo de vida e convicções infundadas que, somados, amplificam a percepção da dor corporal. Pude entender que Liporaci não observa apenas possíveis avarias físicas para tratar a dor, mas contempla a esfera virtual, emocional, assim como eu e minhas propostas de gestão da emoção, entrelaçando os fenômenos que estão nos bastidores da mente e que podem conduzir o "eu" a

ACREDITE: A VIDA SEM DOR É POSSÍVEL

autor da própria história – nesse caso, para devolver a plenitude corporal frente a uma dor que não cessa. Você, protagonista de uma jornada no momento um tanto sinuosa e coberta de névoas de desconfiança, descrença e sofrimento, tem a oportunidade de compreender o que o aflige e as estratégias para se desamarrar dessa perturbação. E você, profissional de saúde, tem a oportunidade de entender de modo muito simples e objetivo como encaminhar seus pacientes a aprender o papel fundamental de serem diretores do seu próprio script.

Há dezenas de milhões de pessoas que convivem com dores crônicas no Brasil, e a maioria delas surge com a prática de atividades diárias. Superá-las deve ser prioridade para o pleno gozo da qualidade de vida, da motivação para persistir, da capacidade de empreender, de lutar pelos nossos sonhos e de se reinventar quantas vezes for preciso.

Uma delas pode acontecer após ler este livro.

Parabéns, Rogério, por abrir o leque de sua mente e de sua experiência profissional para que todo esse mar de pessoas sedentas por uma solução possa ter a chance de encontrar o caminho da plenitude de vida ou uma proposta inteligente para oferecer aos pacientes.

Um forte abraço, meus amigos e minhas amigas, e excelente leitura!

Augusto Cury
Autor mais lido do Brasil e psiquiatra mais lido no mundo

INTRODUÇÃO

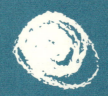

O LIVRO QUE ESTÁ EM SUAS MÃOS É COMO UM ROTEIRO DE UM FILME SOBRE A COMPREENSÃO DAS DORES QUE INSISTEM EM PERSEGUIR OS MOVIMENTOS DO CORPO. PORÉM, ANTES DE INICIARMOS A LEITURA, DEIXO AQUI UMA PERGUNTA com jeito de desabafo, mas que, na verdade, em muitos momentos é uma constatação:

Como é difícil às vezes entender a linguagem dos profissionais de saúde com os quais nos consultamos, não é?

Parece tão complicado assimilar aqueles diagnósticos repletos de palavras que fogem do nosso cotidiano e vindos de alguém vestido com um jaleco branco em uma atmosfera hospitalar. Mesmo no consultório, a ansiedade para saber o que realmente se passa conosco aumenta, ainda mais quando somos expostos a um "medicinês" que aduba as dúvidas sobre nossas queixas.

"Analisando os achados radiológicos de sua ressonância magnética, verifico uma discreta protusão discal ao nível de L4-L5, com desidratação do disco intervertebral em virtude de um processo degenerativo incipiente da coluna lombar. Essa sua queixa álgica pode ser resultado de uma compressão de raiz nervosa, o que é capaz de promover este quadro ao longo do território do nervo correspondente. Mas fique tranquilo(a), pois não é nada grave."

Como pensar que não é nada grave? Afinal, quem não é da área da saúde não entenderá bulhufas dos termos importantes utilizados para descrever a situação dos tecidos do corpo.

Em geral, vamos salvar na mente apenas: compressão-degeneração-nervo. E, unindo essas palavras em nossa memória vocabular, podemos entender como: nervo esmagado e danificado. Para em seguida puxarmos na lembrança a ideia de perda dos movimentos, cadeira de rodas... e a angústia só aumenta.

E o doutor falou que não é nada grave.

Na absoluta maioria dos casos, o que apareceu nesse exame não é mesmo nada grave. Profissionais de saúde estão tão habituados com esses termos como um músico ao explicar um si bemol ou um semitom. Já os pacientes possuem tantas dúvidas sobre o que pode estar acontecendo que não é possível explicar tudo no momento do atendimento.

Às vezes, conversar sobre a saúde dá um nó na cabeça, deixa tudo tão complexo que, eis-me aqui, para ligar uma tecla de tradução e tentar, definitivamente, ajudá-lo a compreender sobre as dores crônicas. Não consegui traduzir tudo, pois alguns termos técnicos precisam estar aqui, para que você saiba o que eles significam quando falarem deles em suas consultas, mas todos estão bem explicados.

Não tenha medo e não fique ansioso! Encare a experiência de entender o que ocorre e as formas de buscar o alívio como uma chance de passar pelos obstáculos da jornada da vida com força e clareza. Afaste de vez a ideia de que tudo acabou, de que não dá para ser melhor do que você é hoje.

Segundo a Sociedade Brasileira para Estudo da Dor, 37% da população brasileira sofre com dores crônicas, considerando pessoas com queixas que não cessam por pelo menos seis meses.

São aproximadamente 60 milhões de pessoas adultas que, em sua grande maioria, não têm acesso a tratamento adequado e estão fadadas a conviver de maneira desorientada com tais experiências negativas. Desamparadas, perdem a esperança da resolução do problema. Nesses milhões de indivíduos, a maior parte padece de dores que surgem com os movimentos do corpo ou nas estruturas que envolvem o aparelho locomotor e de sustentação corporal, o chamado sistema musculoesquelético.

Seja pelas condições econômicas do nosso país ou pelas características de grande parte dos profissionais de reabilitação, que não tiveram a oportunidade de treinamento no modelo ideal para dor crônica, muitas pessoas que padecem desse mal ficam longe do acesso ao

INTRODUÇÃO

tratamento ideal. Este livro é um esforço para entregar à pessoa com dor crônica e a esses profissionais um compilado de como compreender o tema, do início ao fim.

Desejo que, por meio deste livro, muitos consigam se orientar melhor em meio à perturbação que ocorre com quem sofre com esse tipo de dor constante. E que com esta leitura uma esperança real de que há meios de iniciar sua superação chegue até você.

E, para auxiliar nesse entendimento dos interessados sobre o tema, trago nos próximos capítulos histórias reais de vida com a dor crônica. São relatos que mostram como o problema se iniciou; quais os estragos causados, a desesperança que paira, a descrença nos serviços de saúde, que aos olhos do paciente não conseguem resolver seu problema, o represamento social e até situações extremas, como a tentativa de autoextermínio. Veremos ainda a chegada do tratamento correto para cada caso, a reedição das conexões cerebrais, antes fartas de memórias traumáticas, medo, ansiedade e fragilidades emocionais ao pleno uso do corpo, o entendimento e a modificação de crenças/convicções pessoais sobre o problema, do estilo de vida, de pensamentos, emoções e hábitos costumeiros, tanto físicos quanto culturais, por meio da compreensão sobre todos esses aspectos que podem relacionar-se com a percepção dolorosa, até o sucesso da alta clínica livre da dor ou com a convivência amigável com um desconforto que se acomoda sem mais atrapalhar a vida.

Aqui, o encontro do leitor será com pacientes com dores persistentes, similares às de quem possa acompanhar a leitura desta obra, ou às de seus pacientes, caso você seja aquele que vai tratar tais casos. Essas histórias podem ser o primeiro passo para auxiliar no apontamento de um caminho que pode ser o efetivo para seu caso ou daqueles com quem convive.

Assim como narro uma maneira de desvencilhá-lo da dor, não amordace a história fascinante que você ainda tem a escrever de si mesmo. Não sufoque sua capacidade de seguir adiante por não aceitar o que passa no momento ou por não conseguir enxergar que o que causa seus desconfortos não será amplificado se decidir prosseguir. Estamos aqui, profissionais de saúde, para lhe dizer: segundo o que você apresenta, apesar de doer, você pode prosseguir, e vamos ensinar como.

Mas, desde já, você já pode decidir voltar a ser o protagonista de sua jornada.

Troque a ideia do fim total pela proposta do "acabou esse meu ciclo com a dor no comando, e começarei uma nova história de retorno ao prazer, nada me deterá".

Seja implacável com o que você deseja daqui para a frente. E, como disse o filósofo Nietzsche, adaptando para nossa realidade: "Demorou até agora para você decidir que realmente não pode ser refém do sofrimento físico. E, depois que decidiu, não recue frente a nenhuma dor, pois ela tentará desestimular você".

Se estiver caminhando em meio à escuridão, não se esqueça de quatro atitudes:

- Siga adiante.
- Redobre a coragem.
- Não olhe para trás ou perca tempo com lamentos.
- Aperte mais o passo de sua obstinação, rumo ao objetivo que move você.

QUALQUER QUE SEJA A ALTURA DO MURO QUE VOCÊ DEVA TRANSPOR, A ÚNICA DIFERENÇA É QUE NECESSITARÁ DE MAIS ESFORÇO PARA ULTRAPASSÁ-LO. NÃO HÁ LIMITES PARA PERSEGUIR O DESEJO. NÃO HÁ CANSAÇO QUE NÃO SE RESOLVA COM PAUSAS REVIGORANTES PARA DEPOIS CONTINUARMOS A SUAR RUMO AO DESÍGNIO. SÓ CHEGA QUEM CONTINUA. MUITOS PARAM PELO CAMINHO, MAS MUITOS CHEGAM. QUAL É A SUA ESCOLHA?

CAPÍTULO 1:
ALENTO PARA QUEM ESTÁ SEM ESPERANÇA

FAÇA UM EXERCÍCIO DE MEMÓRIA. ALGUMA VEZ VOCÊ JÁ LIDOU COM EXPERIÊNCIAS PERTURBADORAS TÃO RUINS OU PIORES QUE A DOR PERSISTENTE QUE O INCOMODA? DENTRO DE SUAS CAPACIDADES DESENVOLVIDAS COM A VIVÊNCIA DESSE problema, você teve êxito em solucionar tais situações apesar de todo o desconforto e complexidade envolvidos? Tenho certeza de que sim.

Vamos continuar. Ao longo de sua trajetória, você já conseguiu, por exemplo, superar a dor de uma perda familiar? E quando me refiro aqui a superar não estou dizendo apenas sobre quando a dor some, mas também quando continuamos nossa caminhada apesar da dor. Em alguma ocasião, você venceu o fim de um relacionamento ou uma forte rejeição?

Quando olhamos para trás, podemos rememorar diversos momentos de nossas vidas em que nossa capacidade de seguir adiante, cumprir metas físicas, tarefas diárias ou ter prazer foi abalada por um tempo. No entanto, "automaticamente" persistimos. Somos resilientes na busca por sermos líderes de nós mesmos. Seja porque aprendemos anteriormente, culturalmente, a solucionar esses problemas de manei-

CAPÍTULO 1: ALENTO PARA QUEM ESTÁ SEM ESPERANÇA

ra mais "fisiológica" e natural, ou porque não somos tão sensíveis a certas situações adversas.

Já tivemos várias situações ao longo da vida em que nos superamos, conseguimos reverter o caos e seguir adiante. Por exemplo, quando sentimos saudade de uma pessoa querida que se foi. Embora a tristeza pela perda de alguém especial nunca seja totalmente resolvida, a dor pode e deve ser solucionada. Caso contrário, teríamos nossa vida paralisada no ato da perda. Do mesmo modo, somos passíveis de ter dores persistentes pelo corpo, mas podemos e devemos superá-las, desde que usemos os métodos corretos de intervenção.

Agora troque a expressão que usei acima, "saudade de uma pessoa querida", pelo termo que remete à sua dor física atual, aquelas dores que surgem quando nos movimentamos ou quando estamos em posições de sustentação como ficar em pé, sentados, ou até mesmo deitados: dor nas costas, no pescoço, nos ombros, nos cotovelos, nos joelhos, nos tornozelos, fibromialgia, entre outras. Com isso, você verá que a métrica de sua dor atual é similar àquela de sua experiência traumática do passado: um início insidioso ou abrupto, seguido de dor física e desamparo que não cessa.

Na sequência, a sensação toma uma proporção enorme e vira o centro de nossas atenções. A partir daí, perdemos a vontade de cumprir tarefas diárias que nem se relacionam diretamente com o problema. Buscamos soluções que falham, e a sensação desconfortável se amplifica. Nós nos reprimimos socialmente, perdemos a esperança.

Independentemente de onde vem a dor, seja uma dor virtual, não física, emocional ou mesmo física, do tipo que dificulta o uso de seu corpo, o que está atrelado a ela é o sofrimento. Seja qual for a definição técnica da dor que o acomete, trata-se de algo penoso, árduo e que desfoca sua atenção da plenitude do prazer.

Após descobrirmos uma dor persistente, percebemos que esse prazer não está apenas nas interações com o mundo que nos produzem bem-estar, mas também nas tantas outras situações que jamais nos trouxeram dissabor. O ato de levantar o braço para pegar um copo de água no filtro, de caminhar pela casa... ações automáticas que passam a ser protagonistas do martírio.

Mas, acredite, há solução para sua dor física! Aquela que nós, especialistas, chamamos de dor musculoesquelética. Ou seja, são dores que afetam ossos, articulações, músculos, ligamentos e outros tecidos relacionados. E a resolução acontece quando, em algum momento, quebramos esse ciclo por meio de nosso esforço físico, mental ou de técnicas que irei apresentar para você neste livro. E essa solução invariavelmente passa pela sua responsabilidade. Invariavelmente. Você pode! Você tem condições! Há profissionais muito competentes nas áreas médica e de reabilitação que podem ajudá-lo. E vou lhe mostrar, em detalhes, o que se passa com você e apontar um caminho. Nós somos os mestres de nossa caminhada.

Independentemente das técnicas de terceiros ou prescritas por eles, que serão utilizadas em seu tratamento físico, qualquer uma delas terá de estar atrelada ao treinamento de sua capacidade de entendimento do problema. Somente assim, e junto ao tratamento, será criada em você a resiliência necessária para o quadro doloroso ser revertido. Ou, no mínimo, colocado em segundo plano, para que possa voltar a ter prazer. Isso é chamado de gestão da dor.

Eu garanto. Não é milagre, pois o trabalho é extremamente árduo. Na verdade, o enfrentamento e a superação vêm com muito treinamento. Treinamento, treinamento... e mais treinamento. A partir de agora iremos juntos nesta obra: o profissional de saúde que o trata, seja médico, fisioterapeuta ou até você mesmo, e eu. Sairemos de um ponto de partida A, com a presença das dores que o incomodam, para um ponto B, com melhor qualidade de vida e menos dor na caminhada.

Ao longo desse percurso, haverá oscilações, esteja consciente disso. Mas alcançaremos nosso destino e chegaremos lá bem melhores

CAPÍTULO 1: ALENTO PARA QUEM ESTÁ SEM ESPERANÇA

do que na saída. O primeiro passo, no entanto, é virar a chave da esperança. Algo fundamental, uma tarefa que deixo para você iniciar assim que ler este capítulo. Combinado?

Não quero minimizar o seu sofrimento, desdenhando ou passando a impressão de que o que se passa com você é ínfimo. Não! A primeira frase que costumo dizer após meus pacientes desabafarem, contando a história de suas queixas, é: "sua dor é real e acredito plenamente em você".

O que quero mostrar é que podemos, juntos, entender o que acontece com a maioria das pessoas que convivem com a dor. E como, a partir do entendimento do que de real ocorre e dos mecanismos envolvidos, explicar a você da maneira mais clara que o vocabulário científico pode ser traduzido para um entendimento popular.

Essa compreensão é importante e, associada a um treinamento de seu físico, tanto você, sozinho, no seu lar, quanto acompanhado de um fisioterapeuta e de seu médico de confiança, podem, todos juntos, caminhar para uma intervenção inteligente em seu sofrimento ao se movimentar e utilizar seu corpo. Não há batalha que não possa ser vencida até o apagar das luzes. Se há exemplos de vencedores de todos os tipos e mazelas que os acompanhavam, vamos entender como eles conseguiram. E transportar para sua realidade o que foi feito por quem veio antes. O que deu certo pode ajudá-lo.

Eu e muitos outros profissionais podemos, por meio de ensinamentos e reflexões, como as apontadas aqui, ajudá-lo a mudar o seu mundo físico. Mas fracassaremos se você não se dispuser, junto conosco, a dar uma chance para sua força de vontade mudar seus pensamentos, que em muitas ocasiões estão derrotados. Acredite: seu jogo ainda não acabou, então vamos, como um time, atrás da vitória.

Duvide de sua incapacidade. Você remói seu drama constantemente e se esquece de que está vivo e pronto para lutar!

Critique cada pensamento catastrófico e perturbador que constantemente toma conta de seu juízo. A arte da autocrítica será fundamental para incutir o que a ciência tem a dizer sobre como a dor se propaga fisiológica e emocionalmente.

Determine que você tem o controle de seus movimentos. Faça isso a qualquer custo, pois só assim vamos conseguir mudar o status de seu corpo e de sua mente. Isso será possível se você se der chance de se recolocar no centro de sua vida. Não permita que a sua dor tome o papel de protagonista que cabe a você!

Assim, vamos superar essa experiência traumática que o sequestra, essa sua dor.

EU LHE PEÇO: ACALME-SE. A SUA ÂNSIA DE MELHORAR ENCONTRARÁ O CAMINHO IDEAL PARA LEVÁ-LO À INTEIREZA DE SEU SER. NEM SEMPRE VOCÊ ENCONTRARÁ O QUE BUSCA NA PRIMEIRA PORTA PELA QUAL SE EMBRENHAR. NEM SEMPRE A PORTA CERTA LHE TRARÁ A SOLUÇÃO DE IMEDIATO, POIS RESOLVER SEU PROBLEMA NÃO DEPENDE APENAS DO QUE ESTÁ POR TRÁS DELA, MAS TAMBÉM DA PACIÊNCIA DE QUEM ENTRA, DA SABEDORIA DE QUEM O RECEBE E DA DOSE IDEAL DO ELIXIR PARA SUA MAZELA. ATÉ AQUELES QUE NÃO SOLUCIONARAM SUA ANGÚSTIA TENTARAM FAZER A DIFERENÇA. HÁ OUTRAS PASSAGENS QUE VOCÊ AINDA NÃO EXPERIMENTOU E QUE O DIRECIONARÃO PARA O QUE ALMEJA.

CAPÍTULO 2: AS CONDUTAS EQUIVOCADAS PARA DORES CRÔNICAS

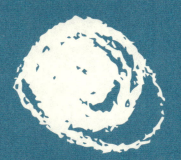

INDIVÍDUOS COM DORES CRÔNICAS ENFRENTAM PROBLEMAS NA BUSCA PELA RESOLUÇÃO DE SEUS SINTOMAS TANTO PELAS PRÓPRIAS CRENÇAS PESSOAIS – COMO ELE PERCEBE A DOR – QUANTO PELO AMBIENTE – EM QUE INFORMAÇÕES são difundidas de forma equivocada ou mal aplicadas, construindo um substrato psíquico e sociocultural frágil para interpretar o que ocorre no local que é o foco da queixa.

Isso ocorre até mesmo por meio dos profissionais de saúde, que podem encontrar dificuldades em se desvencilhar do modelo predominantemente biomédico de condução clínica dos pacientes com dor, ou seja, orientando a conduta clínica pautada na busca por uma alteração biológica nas estruturas que doem. Frequentemente, as alterações encontradas na constituição corporal podem ser leves, não progressivas nem malignas, e imputar a esse achado a causa cabal das dores. Eventualmente, uma alteração estrutural pode fazer parte da motivação dolorosa que persiste há tempos. Mas notem: fazer parte. Uma fração em uma rede de interações de fatores que envolvem além do físico e que, associados, resultam naquela magnitude de percepção dolorosa. O problema é que esse modelo analisa apenas a parte do corpo

CAPÍTULO 2: AS CONDUTAS EQUIVOCADAS PARA DORES CRÔNICAS

acometida pelos sintomas, sem levar em conta influências psíquicas e vulnerabilidades socioculturais que amplificam a sensação de desconforto e interferem no disparo dessa dor para o corpo do paciente. Mais adiante, explicarei esse fator em detalhes.

Direcionar os esforços de melhora e cura dos sintomas apenas para a busca incessante de "corrigir alterações" na biologia da região afetada, mesmo que essas alterações não tenham o potencial de isoladamente resolver todo o sintoma doloroso, leva pacientes a serem submetidos até a cirurgias que podem não gerar o efeito desejado. Isso, claro, causa problemas, como a chamada Síndrome da Falha Cirúrgica, definida pela literatura internacional como fruto de um resultado aquém do esperado. Os casos mais comuns são de pacientes submetidos a cirurgias de coluna vertebral para certas condições de queixas pouco específicas e não-progressivas, e que mantêm parte dos sintomas dolorosos após o procedimento.

Nesses casos, a dor pós-cirurgia de coluna é definida como de origem "desconhecida": a questão é que o modelo de atuação clínica pautado na biologia da área dolorosa supõe, muitas vezes, uma causa única ou principal para a dor centrada na estrutura física do local. Contudo, como você verá nos próximos capítulos, a dor pode ser produzida por múltiplos fatores e em diversos locais. Sem ter essa visão do todo, a cirurgia não resolve completamente o problema, que persiste na mesma área da dor prévia ou próxima dela. Ao ler as frases anteriores, você talvez questione: Quer dizer que os cirurgiões de coluna estão equivocados em todas as indicações de cirurgia? Claro que não! O médico que segue o modelo biomédico de abordagem clínica tem tanta vontade de solucionar o problema quanto o paciente. E não mede esforços para isso. Porém, há fatores que confundem e dificultam a conduta de tratamento, principalmente nas dores na região lombar.

Vamos dar um exemplo prático ainda sobre pessoas com dores na coluna. Atualmente, há exames de imagem potentes e capazes de revelar minúcias em termos de qualquer alteração nos tecidos que compõem a coluna lombar em pacientes com dores no local. Alguns exames do indivíduo podem ter documentado alterações leves ou de baixo risco como sendo o foco total de origem das dores, já que são alterações também presentes em pessoas sem dor e que não estão atreladas à presença de lesões graves ou progressivas de gravidade, como fraturas, tumores ou infecções.

Analisando esses sinais, talvez a dor possa não ser ocasionada apenas por aquela alteração de estrutura garimpada por um exame de altíssima resolução de imagem. E de posse dos exames e da conduta comumente orientada para dores lombares sem a presença de sinais graves de morbidade, é possível que o paciente passe pelas seguintes etapas:

1. Inicia-se o tratamento medicamentoso (já avançando uma etapa do arsenal terapêutico) e outras intervenções médicas não cirúrgicas (infiltrações, bloqueios anestésicos) para tentar conter a persistência da dor.

2. O paciente é inundado com informações de conhecidos sobre casos de insucesso no tratamento. Também passa a vasculhar a internet atrás de explicações ou suposições, para entender de onde vem seu problema. A maioria delas, no entanto, são crenças e mitos desnecessários, infundados, sem respaldo científico de qualidade. Após abarrotar sua consciência com esses mitos e crenças infundados sobre o que causa dor, aquela alteração encontrada nos exames de imagem, algo que aparentava ser leve, com baixo risco de progredir para algo mais grave, passa, agora, a apresentar um aumento da intensidade e persistência da dor (mas sem deterioração das características daquela estrutura em associação com este aumento da dor!). Isso ocorre porque a percepção dolorosa

CAPÍTULO 2: AS CONDUTAS EQUIVOCADAS PARA DORES CRÔNICAS

foi amplificada por fatores psíquicos e socioculturais que produzem a compreensão da sensação dolorosa pelo cérebro, responsável por elaborar essa percepção. No local dos tecidos da coluna lombar, porém, as alterações continuam a ser leves e de baixo risco, mas a visão do paciente sobre elas mudou.

3. O médico prescreve sessões de fisioterapia, e o terapeuta, muitas vezes sem acesso às informações e aos tratamentos mais avançados, pode não conseguir auxiliar o paciente com a eficácia esperada. Essa situação cria no paciente o estigma de que o movimento do corpo não é o caminho. Isso ocorre quando os terapeutas focam o tratamento em terapias excessivamente passivas, sem se aterem se são as indicadas para aquela fase em que o paciente se encontra.

4. Como o paciente continua a sentir dor na região da lombar, começa a reduzir os movimentos que envolvem aquela região. Afinal, ele teme "forçar" e fica ansioso por medo de piorar o quadro. Dessa forma, o paciente destreina os músculos, o que aumenta um pouco mais a dor, pois aquele físico, mesmo falhando para suportar o que lhe é imposto, era mais treinado antes do que após esse desuso, e a dor pode aumentar quando ele voltar a realizar as mesmas tarefas, ao contrário da crença de que a dor diminuiria após reduzir o ritmo do corpo.

5. O paciente tomará cada vez mais medicamento e, ao não sentir a diminuição esperada da dor, seu cérebro, acuado pelo medo, criará memórias traumáticas associando quase que permanentemente o movimento daquele local com a necessidade de dor como forma de alerta, o que amplifica mais um pouco a dor.

6. O paciente passará a represar-se socialmente, com medo de que tarefas fora de seu ambiente de aconchego possam piorar a dor. Mesmo que seja parcial, o isolamento de seu esporte preferido, de seu lazer com amigos e família ou de atividades de rotina cria o substrato necessário para que essa experiência dolorosa seja o centro das atenções de seu sistema nervoso. Isso ocorre ao fixar cada vez mais a imagem da dor no primeiro plano do cérebro e deixar quaisquer outras tarefas e funções em segundo plano, pois serão executadas "somente se a dor permitir".

7. Todo esse represamento físico e social promove um círculo vicioso, que gera cada vez mais dor e desamparo.

Diante de todos esses fatores, como é que o paciente não vai pedir por um tratamento cirúrgico, a fim de tentar acabar com essa cascata de prejuízos? Claro que não basta o paciente clamar pela cirurgia, isso passa pela decisão do médico. Mas, em virtude da falha dos tratamentos conservadores, como uma fisioterapia que não fora planejada para trabalhar a parte física e a parte mental associadas segundo as orientações científicas, os recursos não cirúrgicos parecem não surtir efeito, e o médico acaba por recorrer à cirurgia a fim de tentar livrar o paciente de tamanho desconforto. No entanto, devemos considerar: alguns procedimentos cirúrgicos comuns realizados na coluna vertebral em pacientes com dores crônicas podem apresentar taxas de sucesso semelhantes ao do tratamento conservador após alguns anos[1] e até mesmo, como vimos neste capítulo, muitas queixas serem mantidas, mas não pela falha da técnica cirúrgica, e sim por apresentarem um

---

[1] AMIRDELFAN, K. *et al*. Treatment Options for Failed Back Surgery Syndrome Patients With Refractory Chronic Pain: An Evidence Based Approach. *Spine (Phila Pa 1976)*. Boston, v. 42, Suppl 14, p, S41-S52, 2017.

CAPÍTULO 2: AS CONDUTAS EQUIVOCADAS PARA DORES CRÔNICAS

resultado nos sintomas abaixo do esperado, mantendo certo nível de queixas dolorosas.

Para se ter ideia, segundo dados norte-americanos, até 80% da população terá ao menos um episódio na vida de dor lombar ou dores que irradiam para membros inferiores que não possuem alterações graves como causa. E apesar de os guias internacionais para manejo desses problemas de saúde pública recomendarem intervenções conservadoras, não cirúrgicas como mandatórias até esgotar a efetividade desses recursos, principalmente o tratamento fisioterapêutico centrado nos exercícios físicos,[2] há ainda um excesso de procedimentos cirúrgicos realizados cujos pacientes não experimentaram intervenções prévias menos invasivas baseadas nas melhores evidências científicas. Se assim fosse, essas intervenções poderiam arrefecer a progressão do desconforto ao longo do tempo, reduzir custos e minimizar as agruras da cirurgia para uma parcela ainda maior de pessoas.

Ao analisar casos agudos, quer dizer, casos que deram entrada em serviços médicos dos Estados Unidos com queixas de dores lombares e no membro inferior sem sinais de causas graves, cientistas apontaram que 1,2% dos pacientes foram submetidos a procedimentos cirúrgicos nos primeiros doze meses após o início do seguimento médico. Parece pouco, mas o universo de pessoas acometidas com essas queixas é enorme, o que faz esse número representar milhares de pessoas, e os custos dessa fatia de procedimentos invasivos representaram 30% dos gastos totais desprendidos com o tratamento de todas

---

[2] QASEEM, A. *et al*. Clinical Guidelines Committee of the American College of Physicians. Noninvasive Treatments for Acute, Subacute, and Chronic Low Back Pain: A Clinical Practice Guideline from the American College of Physicians. *Ann Intern Med*. , Philadephia, v. 166, n. 7, p. 514-530, 2017. OLIVEIRA, *est al*. Clinical Practice Guidelines for the Management of Non--Specific Low Back Pain in Primary Care: an Updated Overview. *Eur Spine* , v. 27, n. 11, p. 2.791-2.803, 2018.

as pessoas analisadas. É muito dinheiro. Desses pacientes operados, 38% deles não realizaram tratamento não cirúrgico prévio como a fisioterapia e/ou infiltrações, por exemplo, em desacordo com as diretrizes internacionais de tratamento para esses casos, que hierarquiza a fisioterapia como carro-chefe, deixando a cirurgia como uma possibilidade para casos pontuais, em que há falha no tratamento conservador bem planejado, além de diversos outros critérios de elegibilidade. Além disso, quanto mais seguiam essas diretrizes atuais na intervenção para tentar resolver as dores, oferecendo predominantemente o tratamento conservador e com menor quantidade de exames de imagem, mais os custos de tratamento despencavam. Ou seja, a escolha do tratamento cirúrgico ainda pode ser melhorada e o planejamento do tratamento conservador pode ser ainda melhor se apontarmos nossos esforços na ciência mais atual.[3] Se esse cenário observado para casos agudos acompanhados pelos doze meses seguintes já sinalizou dificuldade dos clínicos em lidar com essas queixas incapacitantes, imagine em pessoas com dores há ainda mais tempo?

Na minha visão, há um gargalo na relação entre profissionais e pacientes em busca da solução de dores crônicas decorrentes de problemas ortopédicos, pois falta uma abordagem mais integral para que os tratamentos possam ser efetivos, especialmente na abordagem tradicional aplicada na fisioterapia.

Os fisioterapeutas, profissionais que passam semanas com o paciente, devem, sim, ter em mente um modelo de condução clínica não somente pautado nas questões biológicas, mas que envolvam também questões psico e sociais para a condução clínica dessas pessoas. Explanarei mais sobre isso e sobre como o exercício é uma das principais terapias para o tratamento dessa dor relacionada aos movimentos,

---

[3] KIM, L. H. *et al.* Expenditures and Health Care Utilization Among Adults With Newly Diagnosed Low Back and Lower Extremity Pain. *JAMA Netw Open*, Chicago, v. 2, n. 5, e193676, 2019.

CAPÍTULO 2: AS CONDUTAS EQUIVOCADAS PARA DORES CRÔNICAS

auxiliando na produção de um substrato físico que contemple as demandas diárias de força e resistência às atividades da rotina.

Acredito que a prática clínica do profissional de saúde deve ser pautada em três alicerces: 1. em estudos de relevante evidência científica; 2. na preferência do paciente; e 3. na experiência do profissional que irá tratá-lo. Este é o chamado tripé da prática baseada em evidências.

1. Os estudos científicos são a base das condutas de tratamento aqui expostas.

2. A preferência do paciente significa dizer: o paciente participa da decisão de qual linha de tratamento faz mais sentido para seus desejos. Por exemplo: o paciente precisa receber exercícios como tratamento, mas sua preferência é pautada em uma aversão a esportes, portanto, devemos considerar um tratamento que englobe essa preferência, com tipos de exercícios menos intensos, com mais pausas entre as execuções, e, assim, corroborando com seu gosto.

3. A experiência do profissional que trata é pautada em seu atributo técnico no assunto e em sua capacidade de transpor a boa ciência envolvida nos melhores tratamentos para a prática clínica. Todavia, não é somente a experiência profissional que conta. Ter a capacidade de vivenciar a dor do paciente é fundamental para encontrarem juntos a solução.

As experiências de vida e caos experimentadas pelos próprios profissionais de saúde chancelam sua capacidade de entender a dor e "comprar" a ideia de resolver a queixa do paciente como se fosse a dele, ou até de escrever uma obra para auxiliar pessoas que padecem do mesmo mal.

ACREDITE: A VIDA SEM DOR É POSSÍVEL

E, nesse período valoroso que passamos juntos, profissionais da saúde, principalmente fisioterapeutas e pacientes, um tempo de que o médico raramente dispõe, podemos utilizar simultaneamente ao exercício, ou atrelado a ele, um conjunto de técnicas de educação do paciente sobre seu problema. Essa educação, realizada pelo fisiotera-peuta enquanto trata o paciente com exercícios, pode auxiliar a des-poluir a consciência cerebral de que aquele local da queixa está sob dano grave e, assim, ajudar o paciente para que ele perca o temor de se movimentar.

Por isso, caso você:

- Sinta que a sua dor (ou de alguém próximo a você) não tem solução;
- Esteja cansado de testar diversos tratamentos e não tenha alcançado os resultados esperados; ou
- Já tenha enfrentado cirurgias a fim de resolver algum problema ortopédico, mas ainda continue sofrendo com ele...

Confie: a fisioterapia, a gestão de suas habilidades físicas que estão sob efeito da dor persistente, pode mudar a vida de quem sofre com essas queixas. E sua vida, como a de qualquer pessoa, é uma constante retomada. Paralisar na dor, ciente de que não é fruto de algo grave ou que se agrava se você mantiver suas metas diárias, é não dar a chance de reacelerar rumo ao seus objetivos, certo de que jamais pegaremos uma estrada sem uma curva, onde temos que manter a rota e seguir adiante.

SE NOSSO CORPO RECEBE UM CARINHO QUE NOS REMETE A LEMBRANÇAS AGRADÁVEIS, UMA SENSAÇÃO GOSTOSA EMERGE, SORRISOS SE ABREM, PÁLPEBRAS PREGUIÇOSAS AMEAÇAM SE CERRAR, CONCENTRANDO-SE NO PRAZER. LONGE DISSO, PORÉM, UM APERTO TEMERÁRIO, QUE APONTA PARA MEMÓRIAS TRAUMÁTICAS, NOS INUNDA COM UMA IMPRESSÃO SOFRIDA, DOÍDA, QUE DOBRA OS LÁBIOS PARA BAIXO, APERTA OS DENTES UNS CONTRA OS OUTROS, JULGANDO AQUELE EFEITO DANINHO. SEJA ACONCHEGANTE OU PENOSO, O SENHOR DESSE JULGAMENTO É O CÉREBRO.

CAPÍTULO 3: ENTENDENDO A DOR

A DOR É ALGO MUITO MAIS COMPLEXO DO QUE UM MERO DESCONFORTO, FRUTO DE UM POSSÍVEL DANO AO CORPO, SEJA ELE DE QUAL INTENSIDADE FOR. VOCÊ PRECISA ENTENDER QUE ELA VAI MUITO ALÉM. MAS VERÁ AQUI QUE BASTA entendermos o que se passa que seu enfrentamento não é difícil, só requer seu empenho e dos profissionais de saúde que o cercam para oferecer todo o potencial da abordagem que considera a dor um produto, que vai além de possíveis alterações na estrutura corporal.

Conceitualmente, a dor é definida como uma "experiência". Pelo dicionário, o termo "experiência" se relaciona ao ato de experimentar, um modo de aprendizado obtido sistematicamente com o passar do tempo.

Ou seja, uma experiência negativa, traumática, desagradável, aversiva, que pode estar associada a um dano real nos tecidos do corpo, ou semelhante a um prejuízo em potencial. Em outras palavras, algo que nosso cérebro reconheça antecipadamente como sendo danoso já pode desencadear a dor.[1]

Assim, a dor é uma "experiência sensorial", referente às sensações obtidas pelos nossos tecidos corporais. Mas trata-se também de algo emocional, relacionado à maneira como lidamos com tais sensações perturbadoras ligadas ao corpo. Em resumo, uma experiência sensorial e emocional.

---

[1] RAJA, S. *et al*. The Revised International Association for the Study of Pain Definition of Pain, *Pain*, v. 161, n. 9, p. 1.976-1.982, 2020.

CAPÍTULO 3: ENTENDENDO A DOR

Com isso, você já consegue enxergar que sentir a dor vai além da necessidade de ter um ferimento no corpo?

Então vamos um pouco mais além.

A dor é dependente de "memória". Sim, isso mesmo! Quando você pensa em alguma lembrança boa, você não se sente afagado(a), com uma saudade gostosa? Pois é algo similar. Com experiências negativas, como a dor, o curso é o mesmo, mas com uma espécie de efeito oposto.

Lesões físicas nos tecidos do corpo podem gerar a dor ou não, ou nem tanto! Quantas vezes na vida um corte no dedo não desencadeou dor? E, em outras, um corte parecido desencadeou uma percepção dolorosa? Isso vale para qualquer outro exemplo na vida em que uma lesão física possa ter gerado dor em um momento e outra lesão semelhante não gerou. Isso acontece.

E essa lesão pode se curar e, em outra ocasião, se a área for novamente estressada, mesmo que não seja produzida uma lesão tecidual como a anterior, pode ocorrer a mesma dor no local.

Vamos a um exemplo para ilustrar o que digo: imagine que você torceu o tornozelo. Com isso, ele incha, dói e fica difícil movimentá-lo e caminhar. Mas com o tempo ele se recupera. Meses depois, no entanto, ocorre um segundo entorse, até mais leve. Porém, ali, com essa nova exposição, você se recorda de como foi o ferimento anterior e como sofreu com todo aquele desconforto.

Diante disso, posso lhe garantir que nesse segundo entorse, mesmo sendo mais leve, há grande chance de que haja dor tão intensa quanto na primeira vez. E a explicação para isso está na sua cabeça. Seu cérebro guardou aquela lembrança perturbadora, assim como guardamos as recordações positivas. E essa memória será acessada quando ocorrer um evento similar ou poderá até mesmo ser acionada pelo simples contato com uma situação de risco em potencial. Quando registramos uma memória perturbadora é como se em nosso script de vida fosse agora colocado uma "vírgula traumática" na história de como executar aquela ação, que dali em diante ficará poluída, caso não nos atentemos a minimizar essa recordação.

E há mais. Seu corpo não somente guardou a lembrança negativa, como pode ter alterado a maneira como sensações percebidas lá no tornozelo agora chegam ao cérebro. Isso é feito sem querer, por "excesso de zelo", pois sua mente tem, a partir de então, registrada a "memória" de uma torção. Com isso, tudo aquilo que ocorrer com o tornozelo, que talvez nem produza uma entorse, poderá passar a ser percebido como tal pelos sensores que temos nos tecidos do corpo na região. Nesse caso, esses sensores "passam" a notar a dor com maior facilidade, mesmo sem um grande "perigo" que justificasse essa sensação. Aliás, em todo o nosso corpo, temos esses receptores, por meio dos quais percebemos calor ou frio, pressão, prazer ou dor.

Mas vamos a mais um exemplo. Consideremos uma pessoa que teve no passado uma entorse dolorosa no tornozelo. Agora, no entanto, a região está curada. Entretanto, ela pode sentir dor naquele tornozelo ao andar na areia fofa da praia, mesmo sem que haja uma lesão durante a caminhada. Ou seja, ela sente dor apenas pelo fato de andar em uma superfície instável.

Por que isso ocorre? Vejamos. A superfície instável da areia causa no tornozelo alguns movimentos mais intensos que no dia a dia de quem não trabalha na praia. Movimentações mais intensas, mas que não estão "torcendo" a região, na prática, não estão machucando.

Entretanto, como há uma memória instalada no cérebro referente ao trauma anterior, nosso sistema nervoso pode nos fazer sentir uma dor como forma de alerta. Isso ocorre por pura "inocência", ao considerar aquela situação como algo perigoso. Tudo isso depende também de como interagimos com o sofrimento, algo que veremos daqui a pouquinho.

CAPÍTULO 3: ENTENDENDO A DOR

Assim, podemos estender o conceito: a dor é uma experiência sensorial e emocional, dependente de memória. E é possível acrescentar: essa experiência também depende de "aspectos culturais" de quem sente a dor. Por isso, vemos povos e crenças que interagem de maneiras diferentes a estímulos que seriam potencialmente nocivos, prejudiciais ao corpo.

Você já deve ter ouvido falar de algumas culturas africanas, ou alguns preceitos de diferentes religiões, que se autoflagelam ou se mutilam em nome de algo sagrado. Para esses grupos de pessoas, aquela experiência não está causando dor como para outras pessoas não adeptas dessas crenças. Ou seja, o "aspecto cultural" em que essas pessoas estão inseridas prepara a mente delas para perceber mais ou menos dor.

Expandimos, então, ainda mais o conceito de dor: é uma experiência sensorial e emocional, dependente da memória e de aspectos culturais.

Mas, acredite, vamos além. A dor também depende de aspectos psíquicos. Ou seja, é dependente da esfera mental, de nossa capacidade de percepção e resolução do problema. Se nossa capacidade for baixa para perceber e encontrar estratégias para resolver um problema, talvez por nunca termos nos deparado com ele, nossa resposta pode ser vagarosa e a dor, em vez de entrar em remissão, pode perdurar.

Pense em duas situações hipotéticas. Durante um assalto, um taxista leva um tiro de revólver no ombro. E, em meio a uma guerra, um soldado é baleado por um revólver também no ombro. A dor será diferente para essas duas pessoas. Qual delas você acha que sentirá mais dor?

O tiro é o mesmo, com armas similares, e atinge a mesma região do corpo. No entanto, um deles está mais preparado para resolver o problema que o outro. Pense nisso!

E, para finalizar: dor é uma experiência sensorial e emocional, desagradável, dependente de memória, de aspectos culturais e psíquicos, associada a um dano dos tecidos ou em resposta a uma lesão que quase ocorreu.

Pode ser fruto ainda de um dano que não ocorreu, foi apenas imaginado. Quantas vezes você recebeu um beliscão, em que nada aconteceu aos seus tecidos, mas "achou" que havia sofrido algo mais sério em razão da dor? Ou seja, há dor, mas nada aconteceu além disso.

Nesse caso, trata-se de uma experiência que gera aversão, de forma típica ou semelhante àquela causada por algum dano nos tecidos que integram nosso corpo. Também pode ser percebida frente a um potencial dano (que ainda não ocorreu), mas ao qual esses tecidos foram expostos.

Não são apenas problemas físicos, traumas, contusões que podem gerar a dor. Essas situações podem ter sido um gatilho, mas que talvez já tivessem se resolvido quando você procurou um serviço de saúde. No entanto, a dor encontrou um ambiente tão propício em seu corpo e sua mente, em relação aos quesitos memória, aspecto cultural e psíquico, que simplesmente permaneceu.

A mera percepção do perigo para os tecidos de nosso corpo e o quanto nossa sensibilidade está sutil a esses estímulos determinam quanto vai doer. Mais uma vez: a dor pode não vir de uma lesão real, mas ela é dependente de nosso sistema nervoso central, de nosso cérebro.

Mas, vejam só: memória, aspectos culturais e psíquicos podem ser reeditados em nosso cérebro! Podemos intervir neles para melhorar nossa relação com as dores. Em outras palavras: há solução! Se você realmente se libertar das amarras que o impedem de ver que aquilo que ocorre com você não é o grande limitador de seus movimentos e do uso de seu corpo, apesar da dor, nada o aprisionará.

CAPÍTULO 3: ENTENDENDO A DOR

QUANDO UMA DOR AGUDA VIRA DOR CRÔNICA

Como já começamos a verificar, às vezes sentimos dor em algum ponto do corpo sem que haja uma lesão. No entanto, o que nos importa é que a dor apareceu.

Com a ajuda da medicina e das especialidades correlatas, como a fisioterapia, seu corpo irá atacar aquele foco doloroso para resolver o problema. Isso ocorre dentro de um tempo habitual, conhecido pela ciência para cada tipo de lesão.

Porém, em determinadas ocasiões, essa "cura" se desencaminha – pelo fato de o ferimento durar mais tempo que o esperado ou de a lesão se resolver –, mas o cérebro continua a disparar essas sensações dolorosas, considerando, para o julgamento de manter a percepção dolorosa, a forma como suas emoções se portam frente a memórias traumáticas, seu estilo de vida, que pode facilitar essa perpetuação e suas crenças – convicções sobre o que pode estar ocorrendo. Com isso, passamos de uma dor aguda para uma dor crônica.

O tempo em que essa transição ocorre varia entre indivíduos. Por exemplo, para um atleta, ficar fora de suas atividades significa perder o sustento financeiro. Mesmo que seja durante alguns dias, isso já pode desencadear a cascata de eventos que envolvem a dor crônica: o medo, a ansiedade, os receios e a ameaça de a lesão que desencadeou a dor retornar e ele ter que parar de trabalhar novamente.

Diante disso, a maneira como cada pessoa lida com o problema já em seu surgimento é a chave para entender como se desenvolverá a dor que vai além daquela que é disparada pelo cérebro frente a danos reais nos tecidos.

POR QUE AINDA SINTO A DOR?

Nunca é demais reforçar: a dor não é produzida pelos tecidos, que podem (ou não) estar danificados. Origina-se no cérebro, frente a uma ameaça a alguma parte do nosso corpo. Mas há um detalhe: seu cérebro pode estar enganado. Ao ler isso, talvez você pense: "Ué, Rogério, então quer dizer que a minha dor é uma mentira?". Não! Jamais! Posso lhe garantir, você a sente de verdade!

Seu cérebro dispara essa experiência dolorosa, sim. O que quero dizer é que muitas vezes o nosso cérebro se engana e dispara um alerta falho, ou que perdura por muito tempo sem necessidade. E você sente a dor por mais tempo do que deveria. No entanto, o cérebro encontrou um ambiente tão favorável mentalmente para enganá-lo quanto aos tecidos do seu corpo que ele exagera no alerta.

Voltemos ao exemplo do entorse de tornozelo. Mesmo se for leve, ele é capaz de produzir uma "memória" traumática que também pode estar associada a "aspectos culturais". Por exemplo, imagine uma mulher que use sapato de salto alto e sofra uma lesão no tornozelo. Tal situação pode desencadear receio de usar o salto, pela preocupação de que a qualquer momento possa haver um novo entorse, tendo em vista a instabilidade de equilíbrio que o salto alto acarreta.

Com isso, o cérebro dessa mulher pode disparar um alerta, em forma de dor, no simples ato de calçar um sapato de salto alto. A dor é emitida uma, duas, três vezes... ao ponto de alterar o "caminho nervoso" pelo qual esse estímulo se dirige até o cérebro, tornando esse trajeto mais curto a fim de que o estímulo seja mais ágil.

E, assim, frente a qualquer estímulo externo que possa ser interpretado como um risco de entorse, essa mulher sente dores no local. A lesão não está mais ali, mas ainda dói e persiste. Até se transformar

CAPÍTULO 3: ENTENDENDO A DOR

em uma dor crônica. Em meio a esse processo, a dor persistente transforma-se no que, a partir da tradução da língua inglesa, chamamos de "catástrofe" e se caracteriza por alguns componentes.

Em geral, essa pessoa vai se orientar diante do problema que gera a dor de três maneiras – e se você sofre com dores crônicas, certamente se identificará nessas atitudes, que são o tripé da catastrofização:

- A pessoa rumina a dor.
- A pessoa magnifica a dor.
- A pessoa se sente desamparada.

Ela rumina a dor como uma vaca que regurgita o capim para continuar a mascá-lo. Trata-se de uma tendência de se concentrar excessivamente nas sensações de dor por meio de pensamentos repetitivos.

A dor vira o centro das atenções. Parafraseando Augusto Cury, autor de sucesso e teórico da gestão da emoção, a dor se torna a protagonista no teatro da vida. E nosso "eu", que deveria estar no controle, fica na plateia, com toda a atenção voltada para o palco, onde a dor é o personagem principal. Encontro nos textos de Cury muitas similaridades com a ciência da dor crônica.

Quando a dor fica em primeiro plano, limita cada gesto ou postura, mesmo que não tenha potencial de gerar nenhum desconforto pela sua execução.

O indivíduo magnifica a dor, pois seu cérebro amplifica a sensação de desprazer. Como a dor está em primeiro plano, todo o resto se torna secundário: nossas atividades prazerosas, nossas ações profissionais, do cotidiano, tudo é menor, e isso reforça a sensação dolorosa.

Nós nos sentimos desamparados, sendo pegos por uma sensação equivocada de que somos incapazes de controlar os sintomas de dor, ou porque não encontramos apoio na família, nos amigos e até nos profissionais de saúde.

Às vezes, isso é amplificado por vários exames radiológicos que nada apontam naquela estrutura que dói, ou por tratamentos equivocados, aos quais somos submetidos e que somente dão ênfase em tratar um possível dano nos tecidos, que pode nem mais existir. E tudo vai ficando cada vez mais intenso.

Aqui é provável que você queira um esclarecimento adicional: "Rogério, me explique mais sobre essa parte de a lesão já ter sido curada e eu ainda sentir dor". Ok, vamos lá. O fato é que um estímulo que você teve no corpo, mesmo que sutil, foi entendido pelo seu cérebro como algo nocivo, prejudicial, e, com isso, ele passou a disparar a experiência dolorosa que você sente.

Como expliquei anteriormente quando citei a memória e os fatores emocionais, culturais e psíquicos que envolvem o surgimento das dores, o seu ambiente corporal relacionado a tudo isso está tão propício que o disparo da dor se tornou persistente.

Isso se transformou em algo tão constante que seu corpo até encontrou uma maneira de esse estímulo chegar mais rápido durante o trajeto nos receptores sensoriais do tecido corporal até o cérebro.

Ao menor movimento relacionado, doía. Ao se ver em uma situação em que seu corpo precisaria usar aquela região, doía. E esse disparo doloroso ocorreu tantas e tantas vezes que seu corpo acabou criando uma imagem cerebral dele. "Uma imagem?", talvez você esteja se perguntando. Sim, exatamente. Para tudo o que acontece em nosso corpo, há uma imagem no cérebro, um código formado em nossas conexões cerebrais, para realizar essa tarefa da maneira mais automática possível.

Por exemplo, há imagens cerebrais para todos os movimentos que realizamos com nossos braços. Por isso, fazemos gestos ao longo do dia que, se pararmos para pensar, nem percebemos que foram reali-

CAPÍTULO 3: ENTENDENDO A DOR

zados. Ao dirigirmos do trabalho até nossa casa, conhecemos tão bem o caminho que nem nos damos conta de quantas vezes trocamos de marcha ou viramos o volante para desviar de um buraco. E isso vale para qualquer movimento de todas as partes de nosso corpo.

Da mesma maneira, aquela experiência dolorosa muitas vezes se torna tão rotineira que se cria uma imagem cerebral dela. E, mesmo após a resolução da lesão, caso houvesse, que pode ter sido seu disparo original, o estímulo foi tantas vezes repetido que continua a ocorrer frente a situações que "lembram" a dor inicial.

Tudo isso gera o temor de realizar tarefas e gestos que incluam a parte do corpo onde há a percepção de possível ameaça aos tecidos e nos leva a evitar certas posturas corporais que envolvam a área. Costumo recorrer ao exemplo de um indivíduo que tem a perna amputada. Durante décadas, ele teve o membro. Com isso, seu cérebro criou uma imagem da perna e de suas funções. E, mesmo após a amputação, o indivíduo por semanas continua a sentir aquela perna. Veja, o membro foi retirado, não está mais lá, não existe mais. Mas se ele fechar os olhos, pode ter a percepção de ainda a "movimentar", inclusive será capaz de sentir dor, aqui chamada de dor do membro fantasma.

Em casos como esse, a reabilitação tem um papel fundamental para "apagar" aquela imagem cerebral do membro retirado, inclusive para que a pessoa possa receber uma prótese, uma perna artificial, para que se mantenha o mais plenamente ativa quanto possível. Mas como fazer para alterar essa imagem prévia?

Para uma missão como essa, há estratégias que incluem exercícios para "mostrar" ao cérebro que aquela perna não existe mais. Por exemplo, se a amputação foi na altura da coxa, o indivíduo é colocado para descarregar o peso do corpo na posição em pé, com a parte da perna que foi amputada apoiada em um banco, de modo que o banco faça as vezes da perna que se foi para forçar a descarga de peso ereto no que chamamos de coto. Isso serve para indicar ao cérebro que

43

agora a perna da pessoa acaba ali, naquela altura. E assim vamos apagando a imagem cerebral do membro retirado.

Com a dor crônica, trabalhamos de forma similar. Mostramos, por meio de tarefas físicas controladas, do incremento das forças corporais, do enfrentamento de medos e ansiedades produzidos por ameaças reais ou potenciais, das convicções prévias sobre o que ocorre e da adequação do estilo de vida, que o movimento pode ser realizado sem riscos e com menos temor de irritar ou ampliar as lesões. Assim, vamos, aos poucos, "apagando" a imagem da dor.

SEU CÉREBRO ESTÁ SENSÍVEL À DOR QUE ELE MESMO DISPARA PARA O CORPO A TODO MOMENTO, À SENSIBILIZAÇÃO CENTRAL E À PLASTICIDADE RUIM DO CÉREBRO.

Mas vamos com calma. Você vai entender sobre "sensibilização" e a chamada plasticidade ruim, que é a capacidade do nosso cérebro de estruturar suas ações frente ao que expomos nosso corpo no dia a dia. Nas dores crônicas, isso ocorre de maneira desfavorável ao que necessitamos.

Veremos mais à frente que a pessoa que convive com dor crônica deve receber a chamada "educação em dor" como parte do tratamento. Essa é uma tentativa de fazê-la entender o que realmente ocorre com seu corpo, explicando como essas experiências dolorosas surgem e como podemos combatê-las quando temos a real noção de como o inimigo age tentando nos intimidar. A dor nos intimida a ponto de nos impedir de realizar alguns movimentos. Em grande parte dos casos em que há dores crônicas, ligadas aos gestos e às ações do corpo, não há aumento de dano físico no local da dor causado pelo movimento.

CAPÍTULO 3: ENTENDENDO A DOR

Para explicar as razões pelas quais quem tem dores crônicas precisa entender o seu problema, sempre gosto de fazer uma comparação com o uso do cinto de segurança nos veículos.

De maneira automática, utilizamos esse recurso (não se esqueçam dele também no banco traseiro!). Porém, na esmagadora maioria dos casos, as pessoas usam o cinto para evitar a multa de trânsito. Alguns indivíduos até torcem o nariz para a necessidade de usá-lo e apelam para o seguinte raciocínio: "o corpo é meu e, se eu me machucar por estar sem ele, a responsabilidade é minha. Por isso, não posso ser obrigado a utilizá-lo".

Podemos afirmar que, na realidade, o cinto de segurança tem por objetivo evitar danos graves que podem ser impedidos de acontecer pelo seu simples uso. Mas vai além: uma pessoa que sofre um acidente automobilístico e que não estava utilizando o cinto de segurança muitas vezes ocupará um leito hospitalar e terá a atenção médica que poderia estar sendo destinada a outro paciente, cujo trauma não dependeu de fatores que poderiam minimizar o quadro clínico.

Ou seja, se você é um dos que pensava no uso do cinto de segurança para evitar a multa de trânsito, saiba que a falta do uso desse dispositivo pode sobrecarregar serviços de saúde e dividir a atenção médica que deveria se concentrar em casos inevitáveis. Tenho certeza de que, ao ler essa explicação, seu conceito sobre o uso do cinto pode ter começado a se alterar.

Fazendo um paralelo com portadores de dores crônicas, é preciso educar sobre o que de real acontece e como nós mesmos conseguimos reeditar os processos que podem ter efeitos negativos no corpo. Isso será possível quando aumentarmos nossa compreensão sobre o assunto.

Por essa razão, quero que esta obra seja parte do processo de entendimento dos quadros de dores crônicas. A educação em dor se inicia com a leitura dessas palavras, carinhosamente redigidas, sendo posteriormente complementada pelo tratamento adequado, com acompanhamento médico, fisioterapia e demais especialidades que estão prontas a intervir a seu favor. A soma disso vai resultar no foco e no fortalecimento da educação sobre o problema.

Para continuarmos a entender sobre a dor crônica, é importante investigar um pouco mais a fundo sobre como é criada a imagem cerebral da dor. Vamos trocar o termo "imagem cerebral" por outro mais científico, a chamada sensibilização central. Há uma expressão ainda mais técnica, por estarmos falando de processos cerebrais que envolvem estímulos dolorosos, os especialistas a nomeiam de nociplastia.

Mas você, leitor, que está aqui buscando entender o que nós, técnicos, podemos fazer por você, deixe esse termo difícil de lado e entenda o que acontece no cérebro, algo que tentarei lhe explicar a seguir de maneira mais simples. A sensibilização central tem relação com o aumento da sensibilidade em partes do sistema nervoso, que engloba seu cérebro e os trajetos nervosos que trazem ou levam o estímulo, algo que ocorre do corpo para o cérebro e do cérebro para o corpo.

É assim que interagimos com o ambiente em que vivemos, recebendo estímulos no corpo que chegam ao cérebro e são interpretados por ele. O cérebro avalia que precisa responder para fazer você mastigar, levar a comida à boca, ou para responder com sensações de prazer, ao você receber uma massagem, ou para que você perceba uma dor, quando ele julga que há um dano em potencial acontecendo em seu corpo.

O cérebro, os receptores espalhados por nosso corpo e os nervos que os interligam, que antes tinham a capacidade de reconhecer estímulos dolorosos potencialmente nocivos em alguma parte do corpo, após algum período percebendo a dor, passam a ser acionados por estímulos mais brandos à medida que ficam ligados por mais tempo.

Ou seja, um estímulo recebido, mesmo que tenha menor potencial de dano ao corpo, é entendido pelo cérebro como: "pode estar

CAPÍTULO 3: ENTENDENDO A DOR

ocorrendo algo grave". Diante dessa ameaça, o cérebro já envia dores para a região do corpo em questão.

Você se lembra do exemplo da pessoa que torceu o tornozelo, sarou e depois foi andar na areia fofa da praia? Em um caso como esse, depois de um alerta doloroso ocorrido (a primeira torção) mesmo que não tenha sido grave, é possível compreender que tudo isso afeta algumas respostas cerebrais posteriores.

As situações que o cérebro classifica como parecidas com a torção, mesmo que mais brandas, podem fazer com que recebamos naquele local a dor como forma de alerta. Assim, andar na areia significa se equilibrar no piso fofo, o que pode fazer com que o cérebro se "lembre" da instabilidade que a fez torcer o pé, apesar de ser um estímulo mais brando.

A sensibilização central ocorre também em outras relações entre o cérebro e o corpo, o que permite que algo que ocorre de maneira rotineira no corpo possa ter uma resposta cerebral facilitada. No entanto, no caso das dores crônicas, essa "sensibilidade" cerebral está mal adaptada, pois facilita uma resposta dolorosa, e não uma simples automatização de funções, positivamente producente às nossas funções corporais.

Assim, torna-se cada vez mais "fácil" para o cérebro perceber um estímulo que julga ser prejudicial (e que nem sempre será) e disparar a dor. Essa percepção torna-se tão alterada e aumentada que até tecidos do corpo que não estão envolvidos na área da queixa inicial passam também a ter essa "sensibilidade" modificada e, assim, contribuem para o aumento das queixas de dor e até para o espalhamento da sensação dolorosa para regiões próximas daquelas onde nossa reclamação principal estava.

Por exemplo, uma pessoa com dores no ombro, decorrentes da chamada "síndrome do impacto", muito comum em pessoas que usam muito os braços em movimentos repetitivos acima da cabeça,

47

pode possuir pontos dolorosos musculares até mais distantes do local da dor crônica.[2] Isso se deve ao aumento da sensibilidade em tecidos diretamente relacionados e em estruturas acessórias ao ponto focal do problema.

Algo similar pode ocorrer em dores no pescoço, lombares, no cotovelo, nos joelhos, na fibromialgia, entre outras. Não há a necessidade de ter um estímulo nocivo atuando no corpo, uma lesão instalada. Aprendemos com a experiência cotidiana, ao interagir com o ambiente externo, a interpretar a dor como reflexo da presença de um estímulo prejudicial que está ocorrendo em algum lugar do nosso corpo. De fato, isso é importante para a função de proteção de nossas estruturas físicas.

A noção de sensibilização central introduz uma visão além, na qual nosso sistema nervoso pode mudar, distorcer ou amplificar a dor, aumentando seu grau, a duração e o tamanho da área corporal que recebe aquela sensação ruim. Isso ocorre de forma que já não reflete diretamente as qualidades específicas dos estímulos nocivos, que vieram de uma região pontual do corpo para ser interpretado pelo cérebro, que devolveu uma resposta dolorosa que pode não corresponder ao que realmente está acontecendo. E, nas dores crônicas, essa resposta em grande parte é pior do que o que realmente ocorre.

Ou seja, naquele momento pode não retratar uma ameaça real ao corpo, mas, sim, refletir o estado de sensibilidade dos circuitos do cérebro, responsáveis por processar possíveis ameaças de lesão corporal. Com a descoberta da sensibilização central pela ciência, a dor deixa de ser exclusivamente orientada pela presença de lesões.

Em consequência, sob certas circunstâncias, a dor pode se tornar o equivalente a uma percepção ilusória, uma sensação que tem a

---

[2] HIDALGO-LOZANO, A. *et al.* Arroyo-Morales, M. Muscle Trigger Points and Pressure Pain Hyperalgesia in the Shoulder Muscles in Patients with Unilateral Shoulder Impingement: A Blinded, Controlled Study. *Exp Brain Res*, v. 202, n. 4, p. 915-925, 2010.

CAPÍTULO 3: ENTENDENDO A DOR

qualidade exata daquilo que é evocado por um verdadeiro estímulo nocivo, mas que ocorre na ausência desse impulso danoso.

Não significa que a dor não seja real, mas que não é ativada por incentivos prejudiciais, tendo o mesmo perfil de "sintoma", de queixa, daquele encontrado em muitas condições clínicas. É possível "apagar" essa imagem cerebral, que dispara a dor persistente, ou até mesmo aquela que surge sem qualquer dano aos tecidos que a justifique. Também é possível melhorar a sensibilidade dessas conexões nervosas que foram hiperexcitadas. Tenha certeza disso.

E, por favor, não tenha vergonha de seu desequilíbrio físico momentâneo, algo que pode estar abalando seu equilíbrio mental. Nós nos punimos pelo momento de sofrimento, produzindo mais sofrimento, nos isolando, empobrecendo nossos contatos, longe de quem amamos, e deixando passar o item mais valioso que temos: o tempo. A ilusão de atingirmos a felicidade plena não pode ser obsessão. Ela não existe. Percebemos que um momento é feliz, pois buscamos na memória as tristezas que vieram antes.

Por isso, se seu momento é de melancolia, esteja certo de que basta orbitar o pensamento na frequência correta, convicto de que a causa de sua dor não vai aumentar se continuar a seguir, se se movimentar, mesmo que temporariamente tenha que adaptar um pouco sua rotina. Assim, você terá em breve o prazer de saborear o próximo instante de vida que não gostaria que acabasse. E você poderá dizer com um sorriso: estou feliz!

A confiança é como uma joia que deve ser sutilmente lapidada. Mas, para confiar, carecemos de referências precisas para serem trabalhadas em nossa consciência. Informações trágicas são muito mais fáceis de ser fixadas em nossa memória e, assim, dão consistência aos nossos julgamentos, por vezes, equivocados.

Você se lembra do que jantou nos últimos dez dias? Com certeza não. Contudo, você iria se lembrar de uma dessas refeições se tivesse sido extremamente desagradável ao paladar. Quando surge uma dor que não passa, nos algemamos à ideia de que é fruto de algo ruim, grave, pois os extremos são sempre lembrados. Cuide-se a respeito das informações que recebe. Seja firme e não tema, pois o pior é exceção, e até contra ele existem armas para ajudar.

CAPÍTULO 4: O EXCESSO DE EXAMES E DIAGNÓSTICOS

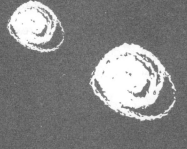

PARA NORTEAR ESTE CAPÍTULO, VAMOS PEGAR COMO EXEMPLO PESSOAS COM DORES NA COLUNA. INDIVÍDUOS QUE SOFREM DESSA DESORDEM SEMPRE EXISTIRAM. HÁ QUARENTA ANOS PESSOAS SOFRIAM COM DORES NA COLUNA ASSIM como as de hoje. No entanto, antigamente, a capacidade de as tecnologias detectarem alterações de tecido era menor, o número de médicos disponíveis para buscarmos uma segunda, terceira opinião, idem. E a quantidade de "informações" (entre aspas mesmo, para dar ênfase de informação falha, inverídica, mal documentada ou mesmo mentirosa) disponível sobre o problema era bem menor.

1. A cultura de solicitações indiscriminadas de exames de imagens.

2. A quantidade de profissionais de saúde ultraespecializados e suas linhas de pensamento clínico diferentes para o referido problema.

3. Excesso de informações externas disponíveis sobre as possíveis causas e soluções para a dor: a proliferação de mitos, crenças ou convicções infundadas que aumentam o medo, a ansiedade e nos distanciam da solução.

ACREDITE: A VIDA SEM DOR É POSSÍVEL

Guarde esses três itens. Vamos falar sobre dois deles a partir de agora, e reservei o próximo capítulo para concluirmos o raciocínio em torno desse tripé que causa tanto entrave na caminhada rumo ao entendimento do que se passa e ao alívio das queixas.

1. A cultura de solicitações indiscriminadas de exames de imagens

Atualmente, temos equipamentos de exames capazes de detectar minúcias em nossos tecidos. Além disso, há uma ânsia da sociedade (leia-se: dos profissionais de saúde) em tentar justificar aquela dor por possíveis alterações nos tecidos que formam aquele local. Sem o cuidado adequado, isso faz com que nós, profissionais da área, cravemos como causa da dor algo que não está diretamente relacionado a ela ou que corresponde a uma fração de tudo o que envolve a intensidade da dor que você sente.

Como a dor é algo mais complexo que aquilo que aparece somente em exames de imagem, é difícil explicar sobre ela sem uma proposta mais ampla de raciocínio. Podemos cair no equívoco de reduzir a explicação apenas a uma alteração nas estruturas do corpo, ou seja, aquilo que surge no exame físico realizado pelo profissional ou no exame de imagem.

O que é apresentado em um exame tão sofisticado pode até fazer parte da causa da dor. Mas, muitas vezes, pode não ser o fator principal do tamanho do desconforto que você sente. Há a possibilidade de o problema físico capturado pelo exame de imagem ser pequeno e grande parte da dor ser, na verdade, produzida pelo receio de fazer um gesto por medo de que o desconforto percebido seja um sinal de que "a possível lesão está aumentando", semeado pelo seu estilo atual de vida, pelos seus costumes, suas convicções e suas emoções, que

CAPÍTULO 4: O EXCESSO DE EXAMES E DIAGNÓSTICOS

rondam seu julgamento de quanto interagir aquela parte com gestos ou posturas específicas possa ser perigoso. Assim, talvez seja inócuo tratar somente a desordem detectada pelo exame.

Vamos ser práticos? Usemos um exemplo, algo que talvez já tenha ocorrido com você: a dor lombar ou ciática tem prevalência de quase 12% na população do mundo. É muita gente! E é uma das principais causas de incapacidades físicas. Já lhe contei anteriormente que em torno de 80% da população terá ao menos um episódio de dor desse tipo ao longo da vida. A hérnia de disco intervertebral é considerada uma das principais causas dessa dor.

Explicando de forma simplista, a hérnia de disco ocorre quando o conteúdo gelatinoso que compõe o centro de cada disco amortecedor dos ossos da coluna, o disco intervertebral, se projeta para fora de suas dimensões, podendo (veja bem: podendo) pressionar as estruturas nervosas daquele local.

E se eu disser, se eu afirmar, que estudos científicos indicam que quase 70% das hérnias lombares são reabsorvidas espontaneamente entre um e dois anos?[1] Ou seja, as hérnias deixam de existir sozinhas, por conta própria, depois de um tempo, na maioria dos casos.

Vamos refletir sobre isso: se a hérnia discal é considerada uma das principais causas da dor lombar, mas a maioria delas é reabsorvida, isto é, se cura naturalmente, sem intervenção externa, então há algo errado nessa conta. O que esse exemplo demonstra é que, muitas vezes, consideramos como uma causa central da dor algo que na verdade não é a causa, ou é somente um problema secundário na intensidade total da dor.

O que ocorre é uma confusão entre quaisquer mínimas ou leves alterações nos discos intervertebrais, ou mesmo dores lombares cha-

---

[1] ZHONG, M. *et al*. Incidence of Spontaneous Resorption of Lumbar Disc Herniation: A Meta-Analysis. *Pain Physician*, v. 20, n. 1, p. 45-52, 2017.

madas inespecíficas (aquelas que aparecem sem alterações teciduais locais evidentes); o que faz com que somente pelo fato de a dor englobar a região da coluna ela seja primeiramente associada à presença de hérnias. Trata-se de algo cultural, mas que não é verdade para todas as queixas de dores na coluna.

Claro que, nos casos de quem possui as "verdadeiras" hérnias que pressionam os tecidos nervosos, elas podem ter sua participação na produção da dor e nas alterações de movimento e sensibilidade quando esses sinais estiverem presentes. Mas mesmo esses casos entram no rol das supracitadas, em sua maioria reabsorvidas espontaneamente, revertendo esse potencial danoso.

Porém, esses casos que envolvem a irritação dos tecidos nervosos não são tão frequentes quanto o senso comum imagina. Ainda assim, são plenamente tratáveis, sem intervenção cirúrgica, como veremos adiante. Além disso, como citei, boa parte delas retorna naturalmente a sua posição de origem, fazendo com que haja a remissão da compressão nervosa.

Qual pode ser o resultado disso, algo para o qual os profissionais de saúde devem ficar atentos? As falhas de tratamento, quando não preconiza uma intervenção conservadora bem planejada que envolva objetivos que vão além do foco em alterações na estrutura corporal, o que aumenta o desamparo do paciente com dor, como dito anteriormente, e piora ainda mais o quadro.

Quando sintomas leves ou detecções com risco muito pequeno de produzirem problemas com aquela intensidade de dor são superestimados, isso leva a um excesso de diagnóstico. Assim, em vez de sanarmos o problema, criamos vários, além de encarecermos os custos de tratamento pelo uso indiscriminado de exames de imagem. Por exemplo, no anseio de erradicar as dores, tratamentos invasivos são realizados para tentar corrigir alterações de baixo grau de risco, e a dor continua, como acontece na chamada síndrome da falha cirúrgica, mais um tópico que refleti com você por aqui.

CAPÍTULO 4: O EXCESSO DE EXAMES E DIAGNÓSTICOS

"Rogério, então você está me dizendo que o progresso tecnológico é ruim?", você pode concluir. Não! Minha percepção é que, quanto mais o progresso tecnológico acontecer na área da saúde para detecções de problemas e tratamentos, com exames cada vez mais apurados, mais os profissionais de saúde devem ser treinados. Eles precisam ser preparados para entender cada achado no corpo do paciente e saber se aquilo que foi encontrado é de fato alguma alteração relevante que mereça intervenção direta ou um acompanhamento. Ou mesmo compreender se é irrelevante para justificar as queixas do paciente, abrindo, assim, o leque de investigação para além dos tecidos do local onde dói.

2. Quantidade de profissionais de saúde ultraespecializados e suas linhas de pensamento clínico diferentes para o referido problema.

Há duas correntes de pensamento clínico no tratamento de doenças. E, apenas para facilitar o entendimento, vamos considerar doença como tudo aquilo que cause um efeito perturbador ao corpo, seja uma dor no ombro por uma contusão ou até uma infecção causada por bactéria. São os modelos biomédico e o biopsicossocial.

O MODELO BIOMÉDICO DE PENSAMENTO CLÍNICO

O modelo biomédico da corrente de pensamento que podemos chamar de mais clássica teve e tem imensa importância na resolução dos problemas do corpo.

ACREDITE: A VIDA SEM DOR É POSSÍVEL

Esse modelo nos guia na compreensão da biologia humana, ao estudar cada parte do corpo separadamente. Ele defende que as doenças e, por consequência, as dores que elas causam são resultado de fatores ou agentes externos ao corpo (como vírus, bactérias, sobrecargas externas impostas aos membros do corpo etc.) ou de mudanças físicas internas involuntárias/desequilíbrios químicos, desconsiderando a interação mental/cerebral para seu surgimento, ou dessa interação mental para manutenção, exacerbação ou remissão desses fatores ou agentes.

Nesse modelo de pensamento clínico, a que estamos expostos pelos profissionais de saúde que o utilizam como única vertente de tratamento, o ser humano é visto como "vítima" desses agentes externos ou mudanças internas involuntárias. Por essa tese, o indivíduo não possui papel na modulação dos efeitos dos agentes externos ou das alterações internas do corpo.

Esse modelo biomédico foi fundamental ao contribuir para a descoberta e o tratamento de diversas doenças, ao atacar as possíveis alterações locais. Com o passar do tempo, isso nos levou ao fenômeno chamado "medicalização". Ou seja, como sempre fomos estudados em partes (especialista nos ossos, no câncer dos ossos, em um tipo específico de câncer dos ossos), ao menor dos problemas, que talvez pudesse ser um sintoma leve e tratável com recursos menos sofisticados, acabamos por, culturalmente e ao longo do tempo, nos impor a necessidade de buscar uma causa física, nem que seja mínima, mesmo que esta minúscula alteração talvez possa não ser o grande agente do problema. Mas necessitamos encontrar a qualquer custo essas respostas no corpo.

Quando não a encontramos, surge um problema ainda maior. Você consegue visualizar a bola de neve que pode surgir na vida com esse pensamento como único caminho para se pautar a conduta clínica? Não, o modelo biomédico não é falho. É parte do iceberg. Problemas podem, sim, ser identificados por profissionais que seguem somente esse modelo. Porém, o excesso de busca por respostas

CAPÍTULO 4: O EXCESSO DE EXAMES E DIAGNÓSTICOS

físicas e a quantidade de profissionais que seguem somente esse modelo têm gerado angústia e potencializado ainda mais a dor de pessoas que não encontram suas respostas em alterações nos tecidos do corpo por meio de profissionais que o adotam exclusivamente.

Talvez você esteja pensando: "devemos deixar de ir atrás desses profissionais?". Jamais! Mas, caso seu problema não obtenha solução na "parte" do corpo em que julgamos ser um foco de problema, pode ser muito valioso encontrar um profissional de saúde com um pensamento clínico paralelo a esse. Ou aquele profissional pode passar também a considerar outra linha de pensamento clínico. E qual é o tipo de pensamento clínico que temos como opção frente ao modelo biomédico?

O MODELO BIOPSICOSSOCIAL

O modelo biopsicossocial de pensamento clínico para doenças sustenta que a origem da doença pode ser explicada por fatores biológicos (até aqui, como no modelo biomédico), mas também combinados com fatores psicológicos e sociais (como os aspectos culturais, quer dizer, relação com os padrões de comportamento aprendido com sua inserção na sociedade em que está, costumes e crenças).

Trocando em miúdos, a doença pode, sim, ter sua origem biológica, mas também pode ser amplificada em seus sintomas por fatores psicológicos e sociais. Ou, segundo esse modelo, fatores psicológicos e sociais podem ser até mesmo o gatilho para alterações biológicas.

Atualmente, esse modelo de pensamento é o recomendado pela Organização Mundial de Saúde (OMS) como sugestão para ser seguido pelos profissionais. Tal modelo sustenta que devemos ampliar o raciocínio da análise diagnóstica e de tratamento, sendo importante, além do componente biológico (as alterações nas partes do corpo), considerar também o ser humano e suas habilidades psíquicas, o meio em que vive, a forma como se comporta nesse meio, seus costumes e suas crenças/convicções, como partes do processo do surgimento e cura das doenças.

Nesse modelo, o ser humano não é considerado uma "vítima" passiva da doença, e sim uma parte da responsabilidade de todo o processo, da gênese até a cura da doença. Nessa corrente, as explicações para as dores crônicas encontram um amparo mais substancial para serem interpretadas.

Por exemplo: um paciente de 55 anos com dores lombares se dirige ao médico (alguém que pauta suas condutas pelo modelo biomédico), que realiza uma avaliação clínica e solicita exames de imagem. No exame clínico, o paciente apresenta diminuição dos movimentos do tronco e das pernas, dor ao ficar sentado por um tempo prolongado, dores locais na região lombar que irradiam para a região posterior de uma das pernas.

No exame de imagem, constata-se a presença de uma hérnia em um dos discos intervertebrais da região, mas sem compressão nervosa grave. Ao saber do resultado do exame de imagem, e como os remédios prescritos para ação local não surtiram os efeitos necessários, a dor referida pelo paciente aumenta de intensidade.

O paciente é encaminhado a um serviço de fisioterapia, e o tratamento produz efeito analgésico apenas a curto prazo. Ele retorna ao médico tempos depois mantendo as queixas. E esse bate-volta se mantém por meses ou até por anos. Nesse cenário, o médico sugere uma cirurgia para correção do possível problema em alguma estrutura das costas.

Essa história parece familiar para muitas pessoas que convivem com dores lombares. Mas, como dito previamente, se a maioria das hérnias de disco naturalmente se corrige, será que é o foco total do problema a ponto de o indivíduo necessitar de uma cirurgia na coluna?

CAPÍTULO 4: O EXCESSO DE EXAMES E DIAGNÓSTICOS

Se essa hérnia discal for o foco real da causa das dores, isto é, se for descartado qualquer outro componente atrelado a esse dano tecidual que não esteja exacerbando a dor; se houver comprometimento nervoso importante com perda significativa progressiva de função do local acometido ou de reflexos nos tendões dos músculos (descoberto por testes físicos que seu profissional de saúde deve realizar em você) e que assim cumpra os pré-requisitos para uma opção cirúrgica, nesse caso, tudo bem. Mas nem sempre é assim. Na maioria dos casos não é assim.

Por isso, minha ânsia aqui não é a de me intrometer na conduta médica, mas de abrir o debate de que cientificamente há caminhos que podem explicar a causa daqueles casos em que não se encontra um dano tecidual robusto que justifique a dor. É expor uma opção de se ampliarem as linhas de pensamento clínico e de ação para que se possa acertar cada vez mais os focos dos problemas crônicos e produzir pacientes completamente amparados.

Mais uma vez, sendo a hérnia discal, caso não esteja gravemente comprimindo nenhum tecido nervoso, ou mesmo que comprimindo mas sem progressão do quadro, com sintomas que possam aguardar um bom tratamento conservador, será que a hérnia discal é o foco principal de toda a intensidade da dor que o paciente sofre?

Se fizermos exames de imagem em cem pacientes sem dor nas costas, todos com 55 anos, de mesmo tipo físico e nível de atividade física que o exemplo citado, quantos apresentarão alterações de coluna ao fazer um exame de imagem? Vários. Mas eles não têm dor. A ciência já mostra isso para dores lombares, no ombro, entre outras. Porque alterações como essa fazem parte de nosso processo de envelhecimento. A coluna passa anos em movimento, e avarias estruturais, pelo uso e pelo tempo, fazem parte de qualquer peça biológica ou não biológica.

Dependendo da doença, se os profissionais de saúde apontarem sua conduta clínica apenas baseando-se no modelo biomédico, eles

ACREDITE: A VIDA SEM DOR É POSSÍVEL

podem produzir no paciente ansiedade (ansiedade é "excesso de futuro", uma vez que se vasculha, toma medicamentos e os ganhos não foram os esperados), medo (o paciente tem receio de movimentar a área, tem pavor de fazer alguma rotina diária que envolva a área afetada) e evitação de movimento (ele não só tem medo como também evita o movimento da área acometida pela dor). O paciente passa a encarar o problema como uma catástrofe, com receio de que haja algo grave acontecendo em seu corpo, como discutimos anteriormente.

Como um profissional de saúde que pauta sua clínica no modelo biopsicossocial enxerga esse exemplo:

- O *bio,* do modelo biomédico, também faz parte da conduta de investigação e de tratamento de quem segue o modelo biopsicossocial. A estrutura da área acometida pela dor será considerada para investigação da causa como no modelo biomédico de pensamento clínico. Assim, todas as possibilidades biológicas serão esgotadas para entender o problema.

- No entanto, o pensamento biológico vem acompanhado por um raciocínio clínico de que essas dores e doenças têm origem em diferentes locais de disparo dessa sensação de alerta (a dor). Isso pode conter um componente biológico ou a simples ameaça de se ter um componente biológico envolvido (por exemplo, quando há dor nas costas, tem início o pensamento de que temos alguma doença na coluna). Por sua vez, essa percepção dolorosa e de dano, naquele lugar onde há a queixa, é amplificada ou minimizada por aspectos psíquicos e socioculturais. Na parte biológica do corpo, não se encontrou nada que corresponda à intensidade da dor. Com isso, parte do foco de ação do tratamento é direcionado para utilizar técnicas de cada especiali-

CAPÍTULO 4: O EXCESSO DE EXAMES E DIAGNÓSTICOS

dade da saúde, com o objetivo de tratar e beneficiar o componente biológico, associado à melhora do aspecto psíquico e sociocultural.

Então, isso significa que o modelo biopsicossocial é baseado no tratamento com médico e psicólogo? Não é tão simples assim. O modelo biopsicossocial tem por base que cada profissional da saúde (médico, fisioterapeuta, psicólogo, educador físico etc.) possa compreender que para tratar uma doença é necessário utilizar um arsenal terapêutico pertinente a cada especialidade. Algo que contemple não somente a parte biológica, mas também o aspecto psíquico e o sociocultural. No caso do fisioterapeuta que trata dores crônicas musculoesqueléticas, a proposta será que utilize sua expertise para a melhora da função física, além de mapear os componentes emocionais (como o temor presente ao realizar certos movimentos), sociais e de estilo de vida (carga de trabalho, estresse ocorrido, alteração de sono, sedentarismo) e cognitivos (pensamentos pessimistas acerca do problema, convicções infundadas sobre seu corpo e sobre riscos injustificados que não têm relação com o agravamento do quadro, por exemplo), e trazer à luz as fragilidades que, somadas, compõem aquela amplitude de dor, para que o paciente possa ter autorresponsabilidade de entendê-las e saná-las, seja por conta própria, seja com a ajuda de profissionais especializados.

Continuemos no exemplo das dores da coluna lombar. A literatura científica descreve que 90% das dores que envolvem essa região do corpo são consideradas inespecíficas.[2] Ou seja, o gatilho do disparo doloroso pelo cérebro não vem das estruturas da coluna lombar (de compressões nervosas, hérnias, estreitamentos dos canais por onde os nervos saem da coluna, por exemplo, com potencial real de causarem boa parte da percepção de dor). Por isso, são denominadas como

---

[2] MAHER, C.; UNDERWOOD, M.; BUCHBINDER, R. Non-Specific Low Back Pain. *The Lancet,* London, v. 389, n. 10.070, p. 736-747, 2017.

"inespecíficas": a dor surge por um conjunto multifatorial e multilocalizado de alterações de ordem psíquica, física, social (rotina e estilo de vida) e cultural (a forma como aprendemos a lidar com as dores, nosso grau de "sensibilidade"), e não de uma lesão específica no corpo.

A nomenclatura inespecífica também pode se referir à dor lombar que, ao ser submetida a exame, não apresenta uma causa clara de alteração nos tecidos da área. Se, por exemplo, fôssemos tratar uma dor lombar considerada pelo diagnóstico como "inespecífica" apenas com a mentalidade do raciocínio biomédico, iríamos vasculhar a todo custo a parte específica do corpo primariamente ligada à dor (a região lombar). Faríamos isso até encontrar uma mínima evidência de algo que pudesse justificar o problema.

No entanto, está comprovado na literatura que dores lombares inespecíficas em sua esmagadora maioria possuem causas multifatoriais e multilocalizadas. Isso significa que a causa da dor pode se relacionar com múltiplas alterações e extrapolar o local da lesão, sendo produto de um conjunto de causas localizadas em diferentes áreas do corpo e catalisadas pela mente e pelos costumes e estilo de vida. Essas alterações nem sempre são uma lesão. Por exemplo, a fraqueza muscular não é uma lesão e pode ser uma alteração que ajuda a causar a dor pela incapacidade do corpo de ter vigor suficiente para suportar as demandas das forças aplicadas na estrutura física das rotinas de atividades diárias. E essa fraqueza catalisa o medo de se movimentar, podendo, assim, amplificar os sintomas dolorosos. Não necessariamente fraqueza muscular na região que dói, mas pode ocorrer em músculos de apoio/suporte que permitem com que a região de queixa tenha menos necessidade de uma força exacerbada para sustentar a ação ou gesto de interesse ("para suas tarefas cotidianas talvez maior força nas pernas e no quadril pode diminuir a carga imposta na coluna"). E o contrário também é muito verdadeiro: tensão muscular excessiva em momentos sem necessidade também

CAPÍTULO 4: O EXCESSO DE EXAMES E DIAGNÓSTICOS

é ruim. Por exemplo, tensão exagerada na musculatura da região lombar que deixa a pessoa até com uma postura robotizada para agachar ou se sentar também pode amplificar a queixa de dor, e esta gestão da aptidão física é primordial para adequar as capacidades necessárias para aliviar a dor, e pode ser iniciada com ajuda do fisioterapeuta e ser prosseguida por seu automanejo após o entendimento do seu caso, se for alguém com dor persistente.

Em dado momento, o que oferecemos de sobrecarga física no cotidiano pode ser maior que nossa capacidade de suportá-la e, assim, ajudar a desencadear uma dor. Mas talvez você questione: "Rogério, mas eu sempre fiz antes o que faço hoje sem dor! Por que agora iria doer se meu corpo dava conta antes?". Pode acontecer.

Envelhecemos e não fizemos atividade física suficiente para continuar suportando o que nossas tarefas físicas nos impõem. E também podemos aumentar nossa rotina de tarefas, diante deste mundo cada vez mais atribulado e com mais obrigações a cumprir, e em determinado instante um corpo despreparado para levantar o peso das compras, fazer o esporte por mais tempo, carregar as crianças, andar mais, pode começar a apontar em forma de desconforto, em dor em algum local, as consequências de tarefas rotineiras, superiores à nossa capacidade física daquele momento. A culpa não é da tarefa realizada, ou da postura "malfeita", mas de um corpo que precisa estar treinado para suportar o que impomos a ele.

Diante disso, por que pensar nesse problema crônico de forma reducionista somente pelo modelo biomédico de pensamento clínico para investigar a dor? Será que uma dor persistente aos movimentos do corpo só pode ser totalmente explicada se houver uma lesão nos tecidos que formam o local de queixa, que seria a explicação se pensarmos somente no biológico (modelo biomédico)?

E o que dizer quando os exames de imagem realizados não apontam a presença de lesão no local? Ou, ainda, quando o que os exames mostram de alteração não explica totalmente a incapacidade percebida, visto que outras pessoas possuem lesões similares mas com dores de menor intensidade ou sem dores?

É por isso que, em dores crônicas ao movimento e ao uso do corpo nas posturas do dia a dia, devemos pensar além do que ocorre do "pescoço para baixo" e acrescentar a ideia de que as dores são, em todos os casos, uma resposta cerebral. O cérebro pode estar emitindo um alerta desproporcional ao que realmente ocorre "abaixo dele", considerando para fins didáticos que ele está no topo, acima de todo o corpo, como nossa parte "central", dotado de nossos comandos físicos e de todas as percepções e sensações que são enviadas ao restante do corpo, "abaixo dele".

No corpo humano, vamos considerar então a "cabeça" como o sistema nervoso "central", onde surge a sensação de dor, frente a estímulos da "periferia", que seria o "restante do corpo" (tronco e membros). Se focarmos o tratamento apenas na periferia, com pouco ou nenhum critério que inclua o princípio básico de que o comando da dor é cerebral, que este comando para doer vem de cima, e intervirmos com tratamento que considere tratar somente o local onde a dor aparece, corremos um grande risco, muitas vezes, de não evoluir em melhorar os sintomas da dor, pois essa sensação dolorosa, como vimos antes, é o resultado de uma percepção do cérebro sobre o que ocorre no local de queixa somada à maneira como ele, cérebro, interpreta o que está acontecendo.

Para emitir a dor para o corpo, o cérebro vai considerar a soma desses fatores: o que pode estar acontecendo nos tecidos, como estamos treinados para suportar sofrimentos (se muito bem treinados ou pouco treinados), quais as memórias traumáticas que podem estar registradas para aquilo que ocorre (se já tivemos anteriormente um evento perturbador como este ou, por exemplo, o que registramos na memória de informações sobre outras pessoas que sentiram sensações

CAPÍTULO 4: O EXCESSO DE EXAMES E DIAGNÓSTICOS

parecidas), qual cultura (inclui conhecimento, moral, costumes, hábitos e aptidões adquiridos pelo ser humano no local em que vive) e quanto nossas emoções estão treinadas para confrontar aquele tipo específico de situação.

Todos esses fatores somados compõem a avaliação feita pelo cérebro sobre o que acontece com as interações que o corpo tem com o ambiente. E, assim, considerando todas essas informações com a rapidez de um acender de luz, o cérebro processa, com base no que está acontecendo no corpo, qual intensidade de dor será emitida, se é prazer, ou se ele não precisa enviar nenhum alerta. Reflita: para algumas pessoas, furar a pele com agulhas para tatuar pode ser doloroso, para outras nem tanto. Isso faz parte da cultura individual.

Perceba que são vários fatores que o cérebro considera no momento de emitir uma sensação para aquele local. Por isso, dissemos que a dor é de causa multifatorial, que vai além de examinarmos aquela estrutura do corpo.

Numa dor persistente aos movimentos corporais, se pensarmos somente em corrigir possíveis alterações locais, podemos até conseguir melhorar o quadro clínico de alguns indivíduos. Outros com o mesmo quadro clínico, porém, não têm benefícios. Mas os profissionais de saúde não podem pautar suas condutas voltadas para um paciente já tão sofrido com as dores, considerando somente a chance de que alguns melhorem.

Nós, os técnicos da área, devemos ir além: se a dor persiste, há grandes chances de ela ser fruto de um alerta desproporcional emitido pelo cérebro, já que é ele quem controla tudo, considerando vários fatores, e não somente por causa dos tecidos do local da queixa. Essa parte "central" dos comandos do corpo pode estar interpretando o que acontece no foco da queixa, levando em conta a soma dos fatores, adicionados a um "excesso de zelo", o que resulta na devolução em forma de dor a cada movimento. Uma dor talvez maior do que se o cérebro considerasse apenas as possíveis avarias nos tecidos. E ele interpreta como dor uma, duas, três... várias vezes, até gravar a informação de que: "mexeu lá em baixo, já devo mandar a dor". Assim, a sensação dolorosa, se não abordada levando em conta também os aspectos psíquicos, sociais e culturais envolvidos, pode não receber todo o efeito esperado de alívio.

É preciso então que os profissionais de saúde também direcionem o arsenal terapêutico para essas possíveis alterações e fragilidades com origem no sistema nervoso e em áreas que são "parceiras" daquele movimento da coluna, já que a utilizamos anteriormente como exemplo. Devem-se direcionar os esforços ainda para a reedição das memórias dolorosas, e isso pode ser feito com exercícios, como veremos adiante.

Outro empenho deve ser verificar como o paciente lida com as dores na rotina diária. Enfim, há muitas frentes de trabalho em que o pensamento biopsicossocial de abordagem clínica pode auxiliar a reeditar as experiências dolorosas do paciente. Algo que vai muito além de apenas pontuar possíveis alterações locais nos tecidos que compõem aquele foco de dor.

PERMITIR O ENTENDIMENTO É DIVIDIR RESPONSABILIDADES. SE VOCÊ ASSIMILA O PROCESSO, TORNA-SE PARTE INTEGRANTE DO SUCESSO DO PLANO TRAÇADO. SEM CONHECIMENTO, TUDO PODE SER ÚTIL... OU INÚTIL, POIS TERCEIRIZAMOS OBRIGAÇÕES. FICAMOS REFÉNS DO ALHEIO.

CAPÍTULO 5:
OS MITOS QUE PIORAM A DOR CRÔNICA

NO MUNDO MODERNO, PAUTADO PELA INTERNET, PELA RAPIDEZ DA INFORMAÇÃO, SEJA ELA BOA OU RUIM, TODOS SE TORNAM "MÉDICOS E TERAPEUTAS" DO PRÓPRIO SER E AINDA DISSEMINAM INFORMAÇÕES EQUIVOCADAS, CONTROVERSAS, sem respaldo científico ou mentirosas: item incontrolável.

Já adiantando a reflexão sobre esse ponto do tripé que comecei a explanar no capítulo anterior e que causa tanto entrave na jornada rumo ao entendimento e ao alívio das dores: esse item é externamente incontrolável, pois não temos como barrar totalmente essa disseminação. Mas o controle de saber filtrar as informações que se lê e que chegam a você sobre sua dor está em você, leitor, assim como buscar opiniões com respaldo sobre o problema e sempre ter em mente: há solução, só é preciso encontrar a informação correta no meio do caos.

Antes mesmo de termos alguma dor no corpo, que persiste por mais tempo que deveria, o cérebro já é inundado por mitos, crenças e convicções infundadas pautados em informações sobre causas, riscos e afins sem balizamento técnico apropriado. Mitos são as chamadas lendas, uma narrativa em que uma afirmação ou um fato se amplifica e invariavelmente envolve a imaginação popular, superestimada pela crença, que encarna uma convicção profunda norteada pela força do hábito. Hábito de crer em algo.

O que mais cerca a área da saúde são esses mitos e crenças, que muitas vezes não têm qualquer fundamentação científica (profis-

CAPÍTULO 5: OS MITOS QUE PIORAM A DOR CRÔNICA

sionais de saúde só podem, e tão somente, utilizar em suas práticas clínicas ferramentas documentadas como eficazes por estudos de alto impacto, seja para remédios, técnicas de terapia, tipos de exercícios etc.).

Quem nunca se deparou com a crença de que consumir manga com leite faz mal? Ou de que ver alguém espirrando e não dizer "saúde" possa trazer algum mal? Ou, ainda, trazendo para nossa área de interesse, de que crianças que usam mochila pesada para ir à escola podem ter dores na coluna?

Você também crê que mochila pesada é diretamente ruim para as costas da criança? Então vou lhe mostrar, na prática, o que é um mito e crença sem fundamento neste momento:

- Quantas vezes você já leu em algum lugar, seja em revistas, blogs, sites na internet, que a mochila escolar pesada é prejudicial para a coluna das crianças e que, pior ainda, se for utilizada apoiada em apenas um dos ombros? Com certeza várias vezes também (e essas informações ainda estão por aí, basta "dar um Google").

- E se eu lhe disser que houve um estudo científico, do mais alto rigor técnico, de pesquisadores da Universidade de Sydney, na Austrália, que analisou 72 mil (isso mesmo!) crianças de 12 a 14 anos para entender sobre a relação entre o tipo e o peso da mochila, a maneira como as crianças a utilizavam e o surgimento de dores nas costas, e concluiu que não havia evidências convincentes de que o uso de mochila tivesse relação com o surgimento de dores nas costas. A pesquisa avaliou ainda os tipos de mochila, o peso e o local de apoio, se em um ou nos dois ombros.[1]

Pronto, eis um exemplo de mito quebrado e crença sem cabimento técnico algum. Claro que não vamos então encher as mochilas das crianças com um peso descomunal só porque a ciência ainda não viu que essa relação ocorre diretamente se for adotada.

O que temos de pensar sobre esses mitos não comprovados é de que não há necessidade de haver pânico, e sim cuidados a mais que apenas pensar na mochila. Por exemplo, se a criança for sedentária, comer ou dormir mal, qualquer exposição que vá além de sua aptidão física pode desencadear dores nas costas.

Não se trata, portanto, somente de uma mochila. Uma criança ou um adolescente despreparado fisicamente pode ter dores no corpo não apenas pelo uso da mochila, mas por qualquer carga que lhe for imposta. Sobretudo, se for além das adaptações que seu corpo possa fazer em um primeiro momento para tentar sustentar o que lhe é imposto.

Sem substrato físico adequado, essas adaptações conseguirão ser mantidas por pouco tempo e as dores devem ocorrer. Mas, que fique claro: a origem da dor não vem da mochila. Como saber qual é o peso ideal para diferentes crianças e adolescentes carregarem? Uma mochila é pesada para um corpo destreinado, sem aptidão física suficientemente adquirida pela consistência à exposição e pela capacitação física adequada para suportar o que lhe é imposto.

Considere duas crianças de 12 anos. A primeira é praticante de esportes, ativa, com dieta saudável, educada pelos pais a fazer esportes ao ar livre. Já a outra é sedentária, não pratica esportes, passa o

---

[1] YAMATO, T. P. *et al.* Do Schoolbags Cause Back Pain in Children and Adolescents? A Systematic Review. *Br J Sports Med*, v. 52, n. 19, p. 1.241-1.245, 2018.

CAPÍTULO 5: OS MITOS QUE PIORAM A DOR CRÔNICA

tempo livre somente em jogos de computador e videogames, com uma dieta desregulada e pautada em comidas processadas.

Ambas carregam para a escola mochilas com 7 quilos de material escolar. Pelo peso que carregam, você acredita que ambas têm os mesmos riscos de desenvolver dores na coluna? Ou a ameaça é maior para uma em relação à outra? Assim, você ainda acha que a mochila é a culpada?

É isso que temos que pensar. Que, mesmo antes de ocorrer, as dores são comumente ocasionadas por um conjunto de fatores, o que faz com que uns tenham e outros não. É simples!

Não, espera aí. Na verdade, era um pensamento complexo até você ler estas páginas e entender de maneira mais ampla o que está por trás das dores persistentes. E agora, com essas informações sendo consideradas, pode ser que as coisas passem a fazer mais sentido. E aí, sim, você passe a entender que é simples.

Ao pensar de forma mais abrangente, em vez de considerar apenas a relação direta de um fator a que somos expostos, ficamos mais bem preparados para evitar as dores crônicas.

Como o mito citado, há vários outros que se relacionam com dores crônicas. Há crenças e mitos clássicos infundados, que podem ser usados para dores crônicas em qualquer parte do corpo e específicos, para alguns segmentos. Listarei alguns para vocês a partir de agora:

Primeiro mito: "Se você tem dores ao fazer certo movimento, repouse. Pare com as tarefas e os exercícios".

Por favor! O movimento é a base de nossa existência! Se não precisamos mais caçar ou coletar o alimento direto da natureza como nossos antepassados, temos que utilizar o corpo para trabalhar e prover as finanças necessárias para pagar pela comida. Por mais que o cotidiano atual nos confronte com certas profissões que usam cada vez menos o corpo, ou com tecnologias que facilitam a vida diária, nos fazendo gastar menos energia, ainda temos de levantar da cama, pegar um

ACREDITE: A VIDA SEM DOR É POSSÍVEL

objeto no armário, andar etc. Não estou aqui comparando quem faz mais ou menos movimento, mas pontuando que o movimento é condição crucial para a sobrevivência e o bem-estar, independentemente de quanto se realiza, mas há na rotina de cada indivíduo um volume de movimento que deve ser produzido para contemplar as tarefas diárias.

O puro e simples repouso (não estamos falando de sono, descanso nem do repouso em momentos de dores agudas, e sim de cessar atividades físicas e evitar movimentos por tempo indeterminado frente a uma dor crônica que envolve a tarefa), sem restrição estrutural no corpo evidente e que piora com o movimento, só nos traz malefícios, principalmente para dores crônicas, para as quais, em grande parte, não há alteração significativa no tecido que as justifique.

O cessar indiscriminado das atividades em que se percebe dor ao realizar um movimento produzirá o destreinamento de seus tecidos musculares, que ficarão menos aptos a suportar os movimentos e as tarefas. Assim, a dor tem grandes chances de piorar quando você volta a realizá-los. Até porque os músculos com o rigor de antes desse repouso auxiliavam a manutenção de sua dor naquela intensidade. Sem isso, ela pode piorar.

Músculos, ossos e articulações foram feitos para movimentar o corpo. Veja o exemplo dos astronautas, que, ao passar um tempo fora da Terra, sem os efeitos da gravidade que nos faz usar o corpo para nos movermos, ao retornarem ao planeta possuem sérias alterações pela falta de plena movimentação e descarga do peso do corpo, como a osteoporose, que é uma alteração na composição dos ossos, deixando-os mais frágeis, bem como importante fraqueza muscular. Portanto, em vez de cessar as atividades, o ideal é entender se há uma lesão que vá progredir com o movimento (e na esmagadora maioria das vezes não há!) e manter um nível de atividade, nem que seja mínimo para tais tarefas, ou aos poucos, com a orientação adequada, evoluir a exposição ao movimento para manter o vigor das estruturas corporais e auxiliar na melhora da resistência do corpo e da mente frente ao desconforto.

CAPÍTULO 5: OS MITOS QUE PIORAM A DOR CRÔNICA

Segundo mito: "Se você tem dores nas costas, no joelho ou no quadril, evite esportes de impacto, faça apenas natação e ande de bicicleta".

Se formos para esse caminho de pensamento, os gestos realizados na bicicleta também não seriam "causadores" de dores nas costas devido à postura curvada do tronco sobre a bicicleta? E praticar natação rotineiramente com todo o esforço de se manter no espelho da água para nadar, com movimentos torcionais ocorrendo no tronco para que braços e pernas se movimentem de um lado para o outro, também não poderia causar dores na coluna?

Eu o convido para outra forma de ponderação: a de que seu corpo pode ser preparado para suportar o esporte que desejar, desde que lhe seja oferecida uma construção física para que haja a redução das chances de desconfortos. A dor sem causa estrutural importante e progressiva pode ser minimizada com a exposição correta ao movimento e ao exercício, reduzindo as chances de que o julgamento cerebral entenda aqueles gestos como ameaças e treinando seus músculos para que você possa ter o prazer de manter um nível de atividade na modalidade que desejar. Quando quiser ir além da exposição habitual, incrementar o esforço, que seu corpo receba gradativamente este incremento, para estar sempre ajustado à sua aptidão física.

Há estudos que mostram que a corrida, um exercício comumente restringido pelos clínicos para esses tipos de dores, tem papel a longo prazo de hidratar e melhorar a estrutura do disco intervertebral da coluna, quando realizada na rotina semanal.[2] Ou seja, a corrida pode ser uma das armas para a prevenção de dores na coluna ou um auxiliar no tratamento quando o paciente já tiver tolerância para realizar esse tipo de exercício .

A natação promove movimentos torcionais na coluna, ao realizar movimentos em todos os membros de maneira ritmada para avançar pela água. Ao pedalar, também podemos promover impacto nas

---

[2] BELAVÝ, D. L. *et al.* Running Exercise Strengthens the Intervertebral Disc. *Sci Rep, v. 7, n. 45975, 2017.*

articulações se passarmos por um terreno acidentado ou ao ficar em pé, fora do selim, para aumentar a força dos movimentos no pedal. Ou seja, não importa a atividade física, e sim ser treinado gradativamente para realiza-la com segurança e sempre dentro dos seus limites físicos, expandindo-os aos poucos.

Terceiro mito: "Má postura gera dores nas costas ou nos ombros". Vamos iniciar o debate sobre essa crença com mais uma consulta ao dicionário: "Postura 1. Posição do corpo ou de uma de suas partes, no espaço que ocupa. 2. Maneira de compor os movimentos do corpo". Ou seja, nomeia as ações realizadas pelo corpo para interagir com o ambiente, seja sem deslocamento ou a composição de um gesto. O ato de sentar (o deslocar o corpo de um ponto a outro) ou mesmo a posição de permanecer sentado são exemplos de posturas em que a estrutura corporal age para realizar tal tarefa no tempo.

Bom, eu perguntaria a você: O que é má postura? A questão é para ser provocativa mesmo. Então, aproveite e me explique: O que é "boa postura"? Há posturas corretas para realizar um movimento ou para manter alguma posição do corpo por algum tempo? Será que aquela postura que você mantém por anos e que jamais lhe causou problemas pode ser a causa principal de suas dores de agora? Ou nosso corpo é capaz de se adaptar a posturas que sejam confortáveis para que ele possa realizar seus gestos e posicionamentos com menos gasto de energia? E isso seria ruim?

Seu corpo se adéqua ao ambiente e ao que você oferece a ele como rotina de tarefas para ele cumprir com os membros e o tronco. Em uma avaliação física do paciente, podemos enxergar não posturas incorretas, e sim posturas adaptadas. Essas posturas podem necessitar de fortalecimento dos músculos envolvidos nelas, a fim de darem o suporte necessário caso sejam necessárias em sua rotina laboral.

Isso vai auxiliar e dar segurança aos movimentos e ao posicionamento de seu corpo no ambiente, independentemente de essa postura

CAPÍTULO 5: OS MITOS QUE PIORAM A DOR CRÔNICA

estar um pouco fora do padrão tido como comum. Essa postura pode ser uma estratégia do corpo para dar conta do que você precisa fazer no dia a dia, de sua demanda física, necessitando não de uma postura dita "mais correta", mas, sim, de melhorar sua aptidão física para que a postura que você adota diariamente não lhe cause desconfortos.

A culpa, portanto, não é da postura. Falar em postura incorreta é uma expressão um pouco vaga. Os profissionais de saúde não a utilizam dolosamente, de propósito, apenas necessitamos de mais reflexão para cada indivíduo e como ele utiliza seu corpo, em vez de uma simples generalização em torno de uma crença única que explica muito pouco o problema.

É provável que você questione: "Rogério, mas nenhuma postura é prejudicial?". Se refletirmos sobre posturas e algumas variações delas, relacionadas às atividades diárias, a esmagadora maioria apenas carece de treinamento e melhora da capacidade física para serem executadas sem consequências prejudiciais à saúde. Se você se sentar por tempo prolongado em uma superfície dura, por exemplo, com o passar do tempo pode ter algum desconforto. Mas você consegue notar que aqui a culpa também não é da postura? Que o ambiente (a superfície dura) está interagindo com seu corpo. E, por isso, culpar a postura, seja ela um posicionamento sustentado, seja a maneira como você eleva os braços para guardar os pratos no armário, não é o certo, mas, sim, sua capacidade de realização por meio de sua aptidão física e a maneira como o ambiente para tal tarefa interage com essa postura.

Há um termo em inglês, *"ackward postures"*, que nomeia posturas "desajeitadas". Pode ser que você precise delas em algum momento de sua rotina laboral; e, caso não possam ser evitadas, devem ser apenas monitoradas, mas sem excesso de vigilância. Esse acompanhamento tem por objetivo verificar se a posição será plenamente executada pelo corpo ao longo do tempo ou se terá potencial de sobrecarga para outras estruturas corporais envolvidas. Mas não há necessidade de alarde, somos seres adaptados ao longo das eras para nos movimentar.

Quarto mito: "Levantar um peso do chão de maneira 'errada' pode causar dor nas costas".

Levantar objetos posicionados em locais mais baixos que a altura dos joelhos, abaixar-se ou rodar o tronco ao retirar um peso do chão não são tarefas perigosas.

Ter cuidado em uma tarefa não pode ser traduzido como é sempre prejudicial. Diferentemente dessa crença popular, as pesquisas científicas não apontam categoricamente uma relação entre alguma dessas atividades e dor nas costas. Claro que essas convicções científicas não nos privam de desenvolver dores na coluna ao realizar um desses movimentos com peso. Da mesma forma como pessoas podem contrariar as pesquisas científicas e não ter complicações físicas com o hábito crônico de fumar.

No entanto, essas ações não são perigosas e podem ser feitas, inclusive, durante o tratamento das dores crônicas nas costas. Realizar esses tipos de tarefas deve fazer parte do arsenal terapêutico da reabilitação física de dores persistentes, que deve ser conduzido de maneira gradativa e evolutiva, tanto na amplitude do movimento quanto na carga externa (a resistência extra imposta ao corpo).

Por exemplo, a tarefa de levantamento de peso auxilia os músculos a se fortalecerem dentro das atividades de rotina da nossa vida. Com isso, ocorre o encorajamento do paciente e a quebra de medos. Esses, sim, podem ser prejudiciais para a realização de uma tarefa, uma vez que afetam a convicção do corpo e da mente.

A crença correta deveria ser: prepare-se previamente para levantar um peso ao qual você ainda não foi exposto. De outro modo, até as cargas que suportamos serão abolidas da rotina, o que nos tornará cada vez mais passivos na interação com o mundo.

Quinto mito: "Se levanto os braços em movimentos acima da cabeça com frequência, corro o risco de ter dores no ombro".

Tudo é uma questão de adaptação. Com a rotina dos movimentos, seu corpo tende a se adaptar àquela demanda física, seja para tarefas

CAPÍTULO 5: OS MITOS QUE PIORAM A DOR CRÔNICA

simples, como pendurar roupas no varal, seja para tarefas complexas, como ocorre com nadadores de elite profissionais, que realizam grandes amplitudes de movimento o tempo todo em grande intensidade.

Basta estarmos prontos para a carga que queremos impor ao ombro. Caso a rotina diária necessite de um incremento muscular e de adequação das estruturas, primeiramente seu corpo vai se adaptar frente à carga que está impondo. E isso já resolve boa parte das necessidades para manter o corpo são. Se a exigência que o ombro necessita depende de um incremento acima do habitual, adaptado pelo próprio corpo, como no caso dos esportes, um reforço externo por meio de exercícios físicos já é o caminho.

Certa vez, o fisioterapeuta Marco Antônio Ferreira Alves, um especialista na reabilitação de atletas profissionais de esportes adaptados do Comitê Paralímpico Brasileiro, disse uma frase que jamais esqueci, tamanha a verdade nela: "se adaptações fossem ruins, atletas paralímpicos viveriam com lesões".

Ou seja, em um atleta no qual adaptar sua estrutura e gestos é condição primária para se praticar o esporte de alto rendimento, se estas adaptações fossem prejudiciais, após anos praticando os gestos em suas modalidades, eles viveriam com lesões físicas, o que não ocorre. Pelo contrário, exibem um alto rendimento apesar de qualquer postura e movimento não usual aos padrões ditos comuns.

Sexto mito: "Utilizar o celular ao longo do dia é um fator de risco para dores no pescoço".

Esse é o mito do momento. No entanto, é totalmente derrubado pelos estudos científicos de alta qualidade realizados até aqui. Um grupo de pesquisadores brasileiros publicou um artigo original na renomada revista *European Spine Journal* com o objetivo de testar a associação entre o uso do celular e não apenas a presença de dor cervical mas também com a frequência de dores no pescoço. O resultado não encontrou qualquer associação entre a postura do pescoço ao utilizar o celular e a dor cervical.[3]

No mínimo, podemos dizer que houve precipitação em todas as reportagens que culpavam o uso do celular pelo aumento das queixas de dor cervical, já que essa associação não havia sido testada pela ciência em pesquisas.

Mais um entre tantos exemplos de que o que parece biomecanicamente plausível, ou seja, o que aparenta ser factível em relação à força imposta nos tecidos do corpo e sua capacidade de resposta a essa força muitas vezes não é o que realmente acontece, produzindo mitos e crenças equivocadas.

Esses foram apenas alguns exemplos de mitos e crenças infundadas disseminadas pela sociedade sem qualquer embasamento científico robusto.

Não temos controle, principalmente após o surgimento da internet, sobre a difusão de afirmações dessa natureza, relativas a pseudo-cuidados de saúde ou fatores de risco para dores. Blogs de "saúde" e gurus de "estilo de vida saudável" infestam as redes sociais, criando em nós aquilo que a ciência denomina efeito nocebo.

Essa expressão diferente, efeito nocebo, diz respeito a quando algo inerte, ou seja, aqui em nosso contexto, que não faz mal à saúde, passa a apresentar respostas negativas, prejudiciais. Mais uma vez, trocando em miúdos, algo em que se acredita que faça mal começa realmente a fazer mal.

O efeito nocebo pode provocar o aumento da intensidade da dor, do estresse, da ansiedade e o sentimento de que uma catás-trofe vai ocorrer. Além disso, a procura pelos serviços de saúde aumenta, bem como a busca por abordagens terapêuticas ainda não comprovadas, tratamentos alternativos, consumo de medica-

---

[3] DAMASCENO, G. M. *et al.* Text Neck and Neck Pain in 18-21-Year-Old Young Adults. *European Spine Journal*, v. 27, n. 6, p. 1.249-1.254, 2018..

CAPÍTULO 5: OS MITOS QUE PIORAM A DOR CRÔNICA

mentos e realização de cirurgias para tratar os efeitos adversos produzidos pelo próprio efeito nocebo.

Portanto, veja só, ter convicção em crenças desnecessárias é capaz de amplificar tanto os sintomas de dor e suas consequências que o paciente pode perder o controle da situação. E, na ânsia de buscar a cura, a pessoa pode partir para intervenções cirúrgicas que poderiam ter sido evitadas talvez com uma abordagem que envolvesse, além do local acometido, também a condição multifatorial das dores crônicas.

Sugiro a você que siga na internet o site www.pesquisaemdor.com.br. Trata-se de uma página criada por cientistas brasileiros, com cooperação de pesquisadores internacionais. No site, há a melhor informação pautada na ciência sobre o assunto, para que as pessoas possam ter na web um nicho saudável com informações relacionadas ao tema.

Se por algum motivo essa sugestão sair do ar, ou a página não abrir por problemas técnicos, para fugir da informação imprecisa, prefira sites com notícias e comentários dados sempre por cientistas da área. O Brasil é um celeiro de pesquisadores em dor crônica para o mundo.

Tenha sempre em mente: não amordace a história fascinante que você ainda tem a escrever de si mesmo. Não sufoque sua capacidade de seguir adiante por não aceitar o que passa no momento ou por não conseguir enxergar que o que causa seus desconfortos não será amplificado se decidir prosseguir. Estamos aqui, profissionais de saúde, para dizer: segundo o que você apresenta, apesar da dor, é possível prosseguir. E vamos lhe ensinar como. Mas, desde já, você já pode decidir voltar a ser o protagonista de sua jornada.

A PRIMEIRA VEZ QUE DIRIGIMOS POR UMA ESTRADA, OBSERVAMOS CADA CURVA QUE NOS LEVA AO DESTINO. CONTEMPLAMOS ÁRVORES, PLACAS, SE HÁ CASAS OU NÃO NAQUELE TRECHO. SE O MESMO DESTINO SE TORNA OBRIGATÓRIO E FOR PERCORRIDO POR VEZES E VEZES, NOS ACOSTUMAMOS COM ELE E PARAMOS DE OBSERVAR SEUS DETALHES. SEU CÉREBRO É SAGAZ. SE ALGO PEDE COMANDOS REPETITIVOS, ELE PASSA A SIMPLESMENTE... REPETIR, AO MENOR SINAL DE QUE ESTÁ EXPOSTO, O MESMO RUMO. AGORA PENSE NISSO COMO UMA DOR QUE SE REPETE EM SEU CORPO AO MENOR SINAL DE USO DO SEU FÍSICO... O QUE SERÁ QUE SEU CÉREBRO ESTÁ FAZENDO?

CAPÍTULO 6: COMO ERA ANTES DA DOR

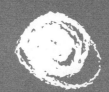

SE EU LHE DISSER QUE A DOR PERSISTENTE, RELACIONADA AOS MOVIMENTOS DO CORPO, SERÁ UM EVENTO FUTURO EM SUA VIDA E ACONTECERÁ SEM QUE PERCEBA, VOCÊ TALVEZ ME PERGUNTE: "ORA, DOUTOR, MAS A DOR QUE EU SENTIR NO futuro não será fruto de um trauma específico? Uma torção no pé, uma pancada, um movimento brusco ou o fato de eu ter carregado muito peso em alguma ocasião específica?".

Então devo lhe dizer que essa dor à qual você se refere é a dor usual, aquela que acontece justamente com o evento traumático que produziu aquela percepção dolorosa. Trata-se de uma dor que chamamos aguda, um sinal de alerta após um episódio de sofrimento físico.

Uma dor como essa acompanha a evolução do quadro local, mantendo-se como alerta de que há um processo anormal naquele ponto (pelo menos para o cérebro que julgou o fato como ameaça, tendo ou não se instalado uma lesão local). À medida que os tecidos que formam aquela região afetada se encaminham para a resolução do problema, ou seu sistema nervoso percebe que aquela ameaça não foi séria segundo o julgamento cerebral, a sensação ruim vai desaparecendo. Isso ocorre por meio dos processos internos de defesa, em resposta ao evento que produziu a dor, ou seja, a cura da doença, a reparação, a cicatrização ou a regeneração desses tecidos caso algum dano tenha ocorrido, ou, como dito, pelo arrefecimento de uma ameaça que não se confirmou. Os fatores que desencadearam essa dor aguda, quando há um dano

ACREDITE: A VIDA SEM DOR É POSSÍVEL

real claro, ocorrido em uma das partes de seu corpo (braços, pescoço, tronco, bacia, pernas, pés), ou o tipo de ferimento ocorrido, não será tema central desta obra, e sim suas consequências físicas, psicológicas e sociais.

Essa dor que não melhora, que limita seus movimentos ou a sustentação do corpo por semanas, meses ou até anos, é o meu alvo. Quero lhe ajudar a entender o que todas elas têm em comum, como surgem, por que se mantêm e quais são as armas que podemos dispor para fazer seu corpo trabalhar em favor do alívio de suas queixas.

Essa dor persistente, que chamamos também de dor crônica, seria um estágio posterior da dor aguda. Trata-se daquele tipo de dor que por algum motivo teve início, mas que, pelos processos internos de resolução do corpo ou por auxílio externo, como medicamentos prescritos, deveria ter sumido, mas não sumiu.

Vou dar um exemplo bem claro: imagine que você bate com o dedão do pé em uma porta. O choque entre o dedo e a porta, por meio de receptores sensoriais dos tecidos que formam aquele local, leva um estímulo ao cérebro, que julga aquele estímulo como uma ameaça de dano ao corpo.

Mas, veja, não houve lesão. Nada rasgou, cortou ou quebrou. Foi apenas uma ameaça. No entanto, mesmo sendo apenas uma ameaça, já existe dor. Ou seja, o cérebro, frente a essa experiência traumática, dispara a dor. Porém, consideremos que a porta está com defeito e, por isso, fecha toda hora quando você vai passar. Com isso, você topa contra ela em vários momentos. Em algumas ocasiões, com menos impacto. Outras, só encosta. Às vezes, nem há contato. Mas, em todas as oportunidades, o cérebro percebe a situação como uma ameaça. E assim emana a dor várias vezes.

Dependendo de sua cultura, dos padrões de comportamento, das crenças, da maneira como foi criado, dos costumes sociais, de sua capacidade de suportar experiências traumáticas e perturbadoras, mesmo

CAPÍTULO 6:   COMO ERA ANTES   DA DOR

após cessar a causa das dores, você talvez ainda sinta um desconforto. Esse é um exemplo do que pode ocorrer no corpo de uma pessoa com dores crônicas. E essas pessoas têm perfis que podem facilitar não só o surgimento de tipos característicos de dores persistentes como também facilitar a construção de estratégias específicas de tratamento.

Há alguns padrões pessoais, que chamarei de "perfis", que ordenei frente a algumas características semelhantes entre indivíduos que podem, no futuro, desenvolver dores crônicas. Se você, leitor, é uma pessoa que convive com as dores persistentes no corpo, associadas à coluna, aos braços, ao quadril, às pernas ou aos pés, pode se identificar com algum destes perfis.

O entendimento desses padrões facilita a organização do tratamento, para que o foco possa ser alinhado ao perfil individual de cada pessoa.

Por exemplo, um esportista pode não se beneficiar tanto de um tratamento que envolva apenas exercícios corriqueiros ou excessivamente simplistas. Ele deve ser encorajado a realizar tarefas dentro de seus padrões costumeiros de atividade física anteriores à lesão. Isso pode estimular sua confiança, rememorar o prazer de se realizar tarefas de seu esporte favorito e criar o alicerce ideal para diminuir sua sensibilidade à dor.

 O inverso também é verdadeiro. Pense em um(a) dono(a) de casa sedentário(a), cujo prazer é cuidar de netos ou fazer suas tarefas domésticas sem empecilhos ou desconfortos. Nesse caso, temos que focar em expô-los a suas aptidões prévias, gradativamente, e não querer transformá-los em atletas (a não ser que, a partir de sua melhora, haja um estímulo autorrelatado para isso).

Cada perfil é cercado de peculiaridades típicas de como lidarão com as dores crônicas, e entender qual tipo de exposição ao exercício pode facilitar o encorajamento de se movimentar frente ao medo de doer pode ajudar no engajamento. Uma pessoa pode vivenciar mais de um perfil em sua rotina, e cabe ao profissional de saúde responsável pelo tratamento saber como adequar a evolução dos cuidados com a dor para cada um deles, contemplando suas expectativas.

PERFIL ATLÉTICO

Trata-se do indivíduo esportista, que não necessariamente sobrevive do esporte, mas também engloba aqueles que praticam esportes na rotina semanal. Para essas pessoas, o esporte é tido como algo essencial para o bem-estar. Assim, qualquer atribulação que dificulte a realização de sua prática esportiva já é capaz de provocar mudanças físicas e psíquicas como uma percepção de alterações da imagem corporal.

Por exemplo, ao abdicar dos treinamentos por qualquer motivo, como uma viagem de negócios, um indivíduo com esse perfil já acha que engordou ou perdeu o físico, mesmo que isso não tenha ocorrido. A falta do exercício rotineiro também pode desencadear ansiedade ou dificuldade de concentração em outras tarefas diárias, como trabalho ou afazeres intelectuais.

Essas pessoas possuem a tendência de interromper os tratamentos propostos ao primeiro ou breve sinal de melhora, sem que haja a consolidação dos resultados que possa garantir o retorno seguro.

PERFIL SEDENTÁRIO

Aqui estamos falando de pessoas que não praticam atividade física regular como esporte, nem mesmo aquelas relacionadas à rotina

CAPÍTULO 6:   COMO ERA ANTES   DA DOR

do dia a dia ou à execução de seu trabalho. Elas mantêm distância de tudo que envolva movimentação física, como tarefas domésticas ou trabalhos profissionais que necessitem de algum esforço do corpo, como profissões que incluam caminhadas ou movimento.

Como exemplo, temos o executivo ou o administrador que trabalha sentado, com baixa movimentação corporal, sem tarefas físicas fora do expediente, como cuidar do cão ou limpar rotineiramente a casa. Essas pessoas preferem um tratamento predominantemente passivo, sem muito esforço do corpo.

No entanto, um tratamento que não envolva o objetivo de incremento do físico atual, o que chamamos tratamento "passivo", que envolva pouco ou nada da produção de força pelo próprio indivíduo, não produziria o resultado esperado, já que a dor provém da movimentação e sustentação corporal dentro da rotina escolhida, mesmo que com o mínimo destas ações. Temos então que tentar melhorar sua capacidade física de dar conta das atividades mínimas que envolvam seu corpo, como veremos ao longo do livro. Para esse perfil, temos que planejar um tratamento que adéque essa capacitação física de maneira simplista, assim como suas tarefas diárias, a fim de aumentar a sensibilidade dolorosa nessas funções diárias quando precisarem ocorrer. E serão necessárias para evitar o confinamento do indivíduo em poucas tarefas sem dor.

PERFIL ATIVO
LABORAL

Uma mescla do perfil sedentário com o atlético. Ele não realiza atividade física regular como esporte, mas as atividades de trabalho remunerado ou demais tarefas do cotidiano demandam pleno uso do corpo. Nesses indivíduos, quando surge a dor persistente, ela o impede de realizar tarefas diárias que demandam prazer e causa excessivo represamento social ou isolamento.

Eles abrem mão de atividades que envolvam o foco da dor, e elas podem estar relacionadas ao seu trabalho, aquilo que lhe garante o recurso financeiro mensal. Outras ações que não seriam afetadas diretamente pela dor passam a ser contaminadas, como sair de casa para dançar, se entreter, uma vez que ser ativo é sua premissa maior; diferentemente do atlético, em que o argumento principal é manter o esporte na rotina.

Aqui, a rotina é do corpo ativo em ambiente social e profissional. O tratamento deve nortear a permanência a todo custo de tais atividades, nem que tenham que ser adaptadas temporariamente até a dor permitir sua plena execução.

PERFIL AFETIVO

Independentemente de outro perfil em que possa se enquadrar, esse indivíduo possui alta carga afetiva em suas decisões de rotina diária. Na avaliação inicial do profissional de saúde, ao coletar a história do paciente, percebe-se que houve um evento emocional prévio ao aparecimento das dores, ou mais de um evento, que se não foi o gatilho do surgimento da dor, ao menos foi o combustível para sua perpetuação.

Essas pessoas têm dificuldade em lidar com problemas relacionados a colegas de trabalho, tomada de decisão de grande importância para a rotina profissional ou sentimental, ou perderam algum parente próximo, cônjuge, companheiro ou mesmo se envolveram em algum conflito como um desses antes do surgimento das dores crônicas, com clara dificuldade de resolução dos problemas por conta própria.

CAPÍTULO 6: COMO ERA ANTES DA DOR

O profissional de saúde que vai tratá-lo deve auxiliá-lo no entendimento de que resolver suas dores físicas não depende do afeto de terceiros, e sim de um autocompromisso. Isso pode facilitar sua posterior interação com conflitos emocionais que fogem a seu controle único e exclusivo de resolução, criando-lhe resiliência.

PERFIL ANSIOSO

Assim como no perfil afetivo, em que qualquer que seja o nível de atividades física e profissional, sobressai um componente afetivo que domina a maneira como o paciente percebe suas dores, no perfil ansioso, há também a sobressalência de um componente emocional, mas aqui focado na agitação interior, mental e física, relacionada ao terror por eventos antecipados.

Uma expectativa de futura ameaça que pode não estar ligada somente a conflitos afetivos interpessoais, como no caso do perfil afetivo, e sim a quaisquer eventos da rotina. A ansiedade é inerente à expectativa de nossas ações, mas, em excesso no cotidiano, pode dificultar o automanejo de dores crônicas quando surgem. É o que podemos chamar pessoas com "excesso de futuro".

Para esses casos, o tratamento deve considerar essa característica individual a fim de tentar driblar o excesso de anseio pela resolução do problema e combater os pensamentos repetitivos, principalmente envolvendo crenças e mitos desnecessários sobre dores crônicas.

A ansiedade frente às informações do ambiente e o afobamento com o plano de tratamento podem dificultar o processo de melhora do quadro de dor se não forem confrontados pelo profissional de saúde.

PERFIL DEPRESSIVO

Ao contrário do perfil ansioso, pessoas com perfil depressivo possuem "excesso de passado". Os pensamentos estão predominantemente focados em acontecimentos negativos anteriores que norteiam a vida atual e são facilmente percebidos pelo profissional de saúde na coleta de sua história pregressa e na simples menção de tratamentos prévios contra a depressão.

Esse indivíduo possui facilidade em transformar cada evento negativo atual como parte de seu calvário prévio. Os profissionais envolvidos no tratamento devem atentar-se para essa característica no manejo das terapias contra a dor. Para esse perfil, a conscientização de que a participação do paciente com objetivo futuro positivo de se livrar das dores pode ser um caminho. Isso deve ser conduzido a fim de que a pessoa trilhe uma nova estrada e rume para uma vida que se inicia dali em diante, sem as amarguras do passado, em conjunto com seus tratamentos em andamento contra a depressão.

Otimismo é um fator moderador para a melhora da incapacidade física para, por exemplo, dores no ombro,[4] e neste perfil mais do que nunca esse sentimento deve ser incentivado.

PERFIL COMÓRBIDO

---

[4] DE BAETS, L. *et al.* The Influence of Cognitions, Emotions and Behavioral Factors on Treatment Outcomes in Musculoskeletal Shoulder Pain: A Systematic Review. *Clin Rehabil*, v. 33, n. 6, p. 980-991, 2019.

CAPÍTULO 6:   COMO ERA ANTES   DA DOR

Nesse perfil, a principal característica é a presença de comorbidades, isto é, doenças que podem não ser a causa direta das dores crônicas, mas que aparecem simultaneamente a elas. O curso da doença ou de seus tratamentos complexos pode contribuir para a manutenção ou o aumento da intensidade das dores.

Esses indivíduos até podem apresentar características que os colocariam em outros perfis, mas essas doenças mais graves podem interagir com o desencadeamento, a progressão e o tratamento das dores crônicas.

Pessoas que estão em tratamento contra o câncer, seja onde estiver instalado, ou obesos são alguns exemplos em que uma alteração dos tecidos do corpo pode facilitar a progressão de uma dor aguda para crônica, ou interagir com o tratamento proposto para a resolução da dor persistente. Doenças que não afetam diretamente os movimentos, como o diabetes, também podem, em razão da progressão da doença, ter a capacidade de instalar dores crônicas aos movimentos pela alteração nos nervos por ela acarretados.

Nesses indivíduos, o foco do tratamento deve ser atrelado às capacidades físicas presentes apesar da comorbidade e à capacidade de desempenharem o tratamento. Essa proposta de reabilitação deve ser adaptada às suas demandas sem o risco de retroagir na evolução da remissão ou no controle da doença proposto pelo tratamento de base e com o foco de auxiliar também a resolução plena do problema prévio.

PERFIL IDOSO

Como o próprio nome indica, engloba pessoas em estágio maduro da vida, cuja idade avançada pode facilitar o surgimento de dores além de influenciar na velocidade de resolução do problema (seja por uma lentidão nesta resolução ou até positivamente ajudar no entendimento do problema pela vivência longeva). Pode ou não haver comorbidades envolvidas. Na verdade, quase sempre há. Todavia, tais comorbidades podem ou não serem expressivas tanto quanto os efeitos do envelhecimento.

O tratamento para as dores crônicas desses pacientes deve focar no direcionamento de metas comemoradas não somente de resolução plena da dor, mas também de ganhos de função física que sejam melhores que os anteriores, para que possam vivenciar passo a passo, apesar da idade avançada, a expectativa de resolução do problema a tempo de aproveitar o pleno gozo de suas funções físicas sem a intensidade da dor anterior.

Esses são os perfis de pessoas que interagem à sua maneira com as dores persistentes. Não nos importa o diagnóstico inicial de sua dor.

Caso a dor crônica aos movimentos do corpo surja, o relevante será:

1. Entendermos "o antes" para encontrarmos a estratégia eficiente para o enfrentamento;

2. Entendermos "o durante", como a dor se mantém, os motivos envolvidos em cada tipo de pessoa e o que ocorre no corpo e na mente, certos de que o curso da dor crônica é padrão para qualquer que seja a causa de base;

3. Entendermos "o depois", como tratar após compreendermos qual é o seu papel na responsabilidade do enfrentamento e do profissional de saúde que cuidará de você.

NOSSOS ANCESTRAIS DISTANTES SE
LOCOMOVIAM A PÉ, EM SUA MAIORIA.
NÃO HAVIA CARROS, E ELES ERAM MENOS
EXPOSTOS A PRODUTOS CANCERÍGENOS. VIVIAM
MENOS, MUITO DEVIDO A BATALHAS E LUTAS
POR SOBREVIVÊNCIA, OU DA AUSÊNCIA DE
MEDICAMENTOS COMO AGORA OS TEMOS. MAS
PARE E PENSE: QUAIS SERIAM OS SEGREDOS DE
PASSAR QUARENTA OU CINQUENTA ANOS SEM UM
CORTE NA PELE OU UMA INFECÇÃO QUE CESSASSE
SUA EXISTÊNCIA? UM DELES, PODEMOS PENSAR,
SERIA A ALIMENTAÇÃO, MAIS NATURAL DO QUE
NO PRESENTE. MAS OUTRO SEGREDO, COM
CERTEZA, É EXERCITAR O CORPO, COMPELIDO
PELA NECESSIDADE.

CAPÍTULO 7: O CAMINHO DA DIMINUIÇÃO DAS DORES PELA FISIOTERAPIA POR MEIO DA DUPLA DE SUCESSO: EXERCÍCIO E EDUCAÇÃO

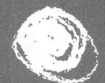

SERÁ QUE VOCÊ CONSEGUE ARRISCAR O QUE PRIMARIAMENTE TÊM EM COMUM OS SEGUINTES INDIVÍDUOS: PESSOAS COM FIBROMIALGIA, OSTEOARTRITE DE QUADRIS E JOELHOS, DORES DE COLUNA E OMBROS, DORES DO COTOVELO, CEFAleia/dores de cabeça persistentes que tenham relação com uma tensão aumentada nos tecidos/músculos, enfim, todas aquelas desordens corporais nos membros, no tronco ou no pescoço que levaram a uma dor persistente, crônica?

A resposta: essas dores estão envolvidas com o movimento e o uso do corpo, com o realizar de gestos e tarefas e posicionamentos do dia a dia. O que secundariamente eles também têm em comum?

CAPÍTULO 7: O CAMINHO DA DIMINUIÇÃO

A consequência dessas dores durante os gestos e as tarefas corporais: a diminuição do uso da parte do corpo acometida e, por associação, a redução e a restrição de movimentos do corpo como um todo, bem como o posterior medo de realizar os gestos e as tarefas. Por exemplo, nem precisa doer, basta pensar que uma tarefa necessária em algum momento do dia precise do uso daquela região que o receio de lesionar ainda mais o local é capaz de disparar as dores, o que cria a evitação do movimento.

A rotina muda e o que era um dia cheio de tarefas passa a ter em primeiro plano somente o ato de doer, deixando as demais funções do corpo e da rotina associadas ao paradigma: se a dor irá permitir que eu realize. Com isso, a vida perde a graça. A vontade de vibrar com a caminhada da existência plena se apequena.

Por esse medo da dor, diminuímos a atividade física costumeira até para incumbências simples, faltamos cada vez mais ao trabalho ou nossa produtividade não se mostra igual ao que era antigamente. Os sintomas da dor só aumentam devido a essa depreciação física, mas podemos colocar um degrau a mais nessa escada da busca pelo alívio das dores.

Para a **grande maioria**, a única forma eficiente de tratar distúrbios que envolvam dores ao movimento ou em posturas sustentadas é com movimento, com exercícios! Deixei duas palavras escritas em destaque no trecho anterior, pois entre os pacientes que possuem a opção cirúrgica como tratamento, esta é eletiva para apenas uma pequena porcentagem deles.

Como podemos criar resiliência em pacientes com dores crônicas se não encontrarmos estratégias eficientes de expô-los ao movimento e à utilização gradativa do corpo para treinar resistência a esta percepção exagerada de ameaça? Como vamos diminuir a sensibilidade às dores que surgem nesses casos se não realizarmos repetidamente essa tarefa em um grau em que o paciente tolera, mesmo que produza um pouco de desconforto e, aos poucos, vamos aumentando o nível do movimento e da exposição e melhorando o quadro pela maior tolerância percebida ao não causar danos ao tecido daquele local?

Vamos tratar dores ao realizar movimentos e na sustentação dos membros e do tronco com repouso ou cessação das tarefas que hoje são dolorosas? Será que após o repouso ou a parada dessas funções por um período esse paciente sentirá menos dor ao voltar a realizá-las? Claro que não! As estruturas estarão mais frágeis, os músculos, mais destreinados do que antes da parada. Talvez as dores não fossem maiores devido ao rigor mínimo que o paciente tinha antes de parar com tais tarefas. Era o que mantinha a intensidade dolorosa naquele nível e, agora, dói ainda mais, pois as estruturas estão mais fracas.

O exercício é o caminho e deve ser paulatino, exposto gradativamente. Deve-se encontrar amplitudes de movimento ou posições, nem que sejam uma fração daquela posição ou gesto que dói, que sejam livre de dor ou que possam ser repetidas ou sustentadas com desconforto menor. Deve ser realizado com certa hierarquia quanto ao temor vinculado ao realizar tais tarefas, partindo de exposições que remetam a menos medo pelo uso do local de queixa e progredindo pouco a pouco para situações mais temidas, à medida que se consolide a confiança do indivíduo, e assim progressivamente atenue a percepção dolorosa.

Um estudo realizado com mais de trinta mil pessoas para buscar indícios para prevenir dores nas costas verificou que a única intervenção eficiente para a prevenção foi o exercício.[1] Apontou ainda que ele deve ser combinado com a educação em dor, a segunda arma mais po-

---

[1] SAAD, M. C. *et al.* Is Hip Strengthening the Best Treatment Option for Females with Patellofemoral Pain? A Randomized Controlled Trial of Three Different Types of Exercises. *Braz J Phys Ther*, v. 22, n. 5, p. 408-416, 2018.

CAPÍTULO 7: O CAMINHO DA DIMINUIÇÃO

derosa no tratamento das dores crônicas. Nela, ensinamos o paciente a entender o que se passa com ele, desvencilhando-o de mitos e crenças e o colocando como centro do controle e do raciocínio para saber como manejar os limites de seu corpo e como expandi-los, tentando assim abrandar os sintomas dolorosos amplificados pelas emoções, pelos costumes, pelo estilo de vida e pelas convicções, que, somados, produzem o julgamento cerebral que diz se aquela tarefa merece doer ou não.

Note que esses exercícios estudados e validados como eficazes nem foram específicos para a coluna, mas exercícios globais envolvendo todo o corpo, para melhora da força dos músculos, da coordenação motora, da resistência, reduzindo em até 45% o risco de dor lombar. Em pessoas que convivem com a fibromialgia, exercícios que envolvam treinamento aeróbico (corrida, andar de bicicleta, por exemplo) e ginástica/musculação já são amplamente indicados como remédio, e a ciência os chancela como hábeis para melhorar a função física dos indivíduos.

A fibromialgia é uma doença reumática de origem incerta, caracterizada pela disseminação de dores pelo corpo e associada a fatores como ansiedade e depressão. É mais prevalente em mulheres, com incidência de três mulheres para cada homem.

Já para as cefaleias tensionais, a ciência aponta uma perspectiva de que o tratamento fisioterapêutico pautado em exercícios aeróbicos e de força pode ser benéfico para a redução da maioria dos sintomas, se realizados por longo prazo, utilizando o exercício como forma de "remédio" contínuo. Também quase não possuem efeitos colaterais, como os tratamentos medicamentosos, e sua utilização é recomendada pela maioria das diretrizes internacionais de tratamento produzidas pelos maiores especialistas no estudo dessas dores de cabeça.

Mas será que quaisquer dores crônicas chamadas musculoesqueléticas, que envolvem os movimentos do corpo, podem ser tratadas com exercício? Sim, quaisquer uma. A única restrição momentânea para o uso de exercícios, até a plena investigação e estabilização do quadro, são as dores crônicas que possuem os chamados sinais *red flag*, ou bandeira vermelha, em português, que correspondem a sinais que possam indicar a presença de doenças ou quadros mais sérios e progressivos.

Nas dores de coluna, por exemplo, essas bandeiras vermelhas podem ser sinais presentes nos exames sugestivos de câncer, infecção, fraturas, acidente vascular encefálico (ou derrames cerebrais) e outras doenças cujo sinal tecidual é claro, grave e que demanda a intervenção médica até sua estabilização. Mas após a estabilização do quadro, o exercício é essencial.

No momento em que os problemas estão em bandeira vermelha, vemos exemplos de dano tecidual que inspira cuidados e que possui tratamento adequado, cujas consequências são importantes, se o local da alteração biológica no corpo não for diretamente abordado. Mas não se assuste por antecipação, minha amiga e meu amigo. Por exemplo, para dores na coluna, um excelente estudo científico publicado na revista *The American Journal of Medicine* demonstrou que a prevalência de doenças mais sérias, como tumores, infecções ou fraturas como causa varia entre 2,5% até cerca de 5% dos casos de quem procura serviços de emergência médica.[2] Ou seja: cerca de 95% das dores na coluna são devidos a causas não graves. A esmagadora maioria dos casos.

Observe também que, além de poder nem ter um sinal de alteração na estrutura, sua dor na coluna pode ser confundida com outros problemas que também são capazes de produzir dores nas costas.

---

[2] GALLIKER, G. *et al.* Low Back Pain in the Emergency Department: Prevalence of Serious Spinal Pathologies and Diagnostic Accuracy of Red Flags. *Am J Med*, v. 133, n. 1, p. 60-72, 2020.

CAPÍTULO 7: O CAMINHO DA DIMINUIÇÃO

Outro estudo científico interessante analisou mais de catorze mil pacientes que também procuraram serviços de emergências médicas australianas com suposta queixa de dor lombar. O levantamento verificou que mais da metade dos pacientes acabou recebendo um diagnóstico que não envolvia a coluna após uma minuciosa investigação por parte dos hospitais em que foram internados. De acordo com o estudo, as dores desses pacientes eram causadas por problemas alheios à coluna lombar, como cálculo renal e problemas urinários.[3]

Isso nos aponta a chance de uma dor na região da coluna ser, na esmagadora maioria das vezes, uma causa não grave relacionada diretamente à coluna ou até mesmo um problema extraespinhal.

Mesmo nos casos menos frequentes de sinais mais sérios presentes no corpo com dor, após o médico iniciar o tratamento específico para uma possível estrutura lesionada, o exercício é o catalisador de quaisquer ganhos de todas as demais terapias para o tratamento dessas doenças, que claramente são a base do problema para os casos de bandeiras vermelhas, se houver lesão – pois muitas vezes não há.

E quero esclarecer a você, leitor, cujas dores não lhe permitem nem ao menos se movimentar com plenitude no dia a dia, ao me questionar: "Até parece que conseguirei me movimentar com exercícios". Eu lhe digo: Dê uma chance. Os exercícios têm poderes que extrapolam a ideia de deixar apenas coxas ou braços mais fortes. Eles podem ter três tipos de enfoque:

1. Exercícios com enfoque neuromuscular: que envolvem diretamente a resposta dos tecidos musculares, delineados para ganhos de força, resistência ou flexibilidade

---

[3] FERREIRA, G. E. *et al*. Management of Low Back Pain in Australian Emergency Departments. *BMJ Qual Saf*, v. 28, n. 10, p. 826-834, 2019.

desses tecidos. Exemplos: exercícios clássicos feitos nas academias para ganhar força nos músculos ou exercício de corrida para ganhar resistência física.

2. Exercícios com enfoque no sistema nervoso central: o objetivo do exercício será promover uma alteração na representação cerebral da dor, pois você sente o desconforto há tanto tempo que uma "imagem cerebral" da dor foi criada. Como já debatemos, assim como grande parte dos comandos que o cérebro manda ao corpo é realizado rotineiramente, a dor também criou um comando próprio quase que "automático". E é preciso diminuir a influência desse comando. Para isso, muitas vezes o exercício com enfoque no sistema nervoso central pode vir acompanhado de algum desconforto proposital, sempre abaixo da intensidade de suas dores de rotina, ou desconforto em locais próximos. É muito importante que, com as repetições desse exercício, seu cérebro "perceba" que precisa empurrar o limiar de dor (a fronteira entre o cérebro reconhecer um estímulo como doloroso ou não) para um nível mais alto, e assim lhe dar mais resistência em situações que ele julga serem ameaçadoras aos tecidos do corpo. O raciocínio deste item 2 para o uso do exercício vai além de simplesmente incrementar músculos ou ganhar mobilidade nos segmentos do corpo. Mas, sim, para associar ao uso do exercício com foco no incremento do físico uma outra maneira de utilizar o movimento para atingir objetivos de resistência à dor, que atua em nosso limiar de sensibilidade. Os exercícios neuromusculares citados no item anterior são importantes para equilibrar a capacidade do corpo em receber o que o ambiente lhe impõe. Contudo, há correntes de estudo que demonstram que, para dor lombar, por exemplo, as melhoras clínicas

CAPÍTULO 7: O CAMINHO DA DIMINUIÇÃO

apresentadas na dor e na função do tronco aos movimentos não se correlacionaram com melhoras na mobilidade, na força ou na resistência dos músculos da região.[4] Em outras palavras, esse estudo verificou que os pacientes se beneficiaram com o exercício, mas, apesar da melhora, as características físicas do local da queixa não se alteraram no mesmo nível que a dor se alterou. Isso nos mostra o papel do exercício não só no físico, mas também no cérebro e no comportamento, conforme você verá em nosso próximo item.

3. Exercícios com enfoque comportamental: o objetivo desse tipo de exercício é promover uma mudança positiva naquele comportamento mal adaptado, em que você realiza o gesto ou a função do corpo. No início de suas dores, essas alterações muitas vezes eram protetoras, uma tentativa do corpo de diminuir as crises dolorosas, fazendo com que, por exemplo, fosse descarregado menos peso na perna em que o joelho dói. No entanto, com o passar do tempo, essas mudanças criam outras fragilidades, como dores no joelho da outra perna. É necessário promover um equilíbrio dessas funções dos membros com a reconcepção de comportamentos tidos como temerários pelo cérebro e que, além de dificultarem o uso daquela parte do corpo, ainda auxiliam no julgamento do sistema nervoso de manter o disparo de dor para o local de queixa, mesmo que o movimento não piore qualquer estrutura física. No caso citado, treinar a descarga de peso na perna que dói com estratégias que "driblem" a memória traumática relacionada a essa descarga (por

---

[4] STEIGER, F. *et al*. Is a Positive Clinical Outcome After Exercise Therapy for Chronic Non-Specific Low Back Pain Contingent Upon a Corresponding Improvement in the Targeted Aspect(s) of Performance? A Systematic Review. *Eur Spine J*, v. 21, n. 4, p. 575-598, 2012.

exemplo, começar a apoiar mais peso na perna, mas, em vez de fazer de pé, iniciar sentado, "forçando" a perna no chão) é um exemplo de como o exercício não está prescrito para ganhar força nos músculos, mas para melhorar a atitude do corpo da pessoa com dor que ficara deficitária pelo sofrimento.

EDUCAR O PACIENTE SOBRE A DOR SIGNIFICA MUDAR A FORMA COMO ELE ENCARA O PROBLEMA FÍSICO, ENTENDENDO QUEM ELE REALMENTE É.

Quantas pessoas você conhece que amam fazer tatuagens pelo corpo? Se você não for próximo de alguém assim, com certeza já ouviu falar sobre indivíduos com esse afeto pela arte na pele. Mas como a tatuagem é realizada? Agulhas atravessam a pele dezenas de vezes por segundo rasgando o tecido e colocando o pigmento em porções mais profundas da cútis, onde ficará encarcerado após a cicatrização da ferida superficial, formando o desenho escolhido.

Agulhas. Rasgar a pele. Cicatrizar a ferida superficial. Ditas fora de contexto, essas palavras criam que imagens em nossa cabeça? Dor, experiência traumática, medo. Mas quem se submete ao procedimento de marcar a pele dessa maneira está condicionado a enfrentar esses obstáculos. Muitas vezes, como o foco é na satisfação pelo desenho tatuado, isso acaba diminuindo a sensibilidade à dor no momento da realização da tatuagem.

"Deixa de doer? Mas a pele está sendo perfurada!", você deve estar pensando. Para alguns, a percepção de sofrimento dos tecidos é apequenada pelo prazer maior do desejo pela arte e de seu significado. Uma emoção maior e mais intensa "mascarou" as intempéries

CAPÍTULO 7: O CAMINHO DA DIMINUIÇÃO

de quaisquer desconfortos. Como?! Porque a dor (ou a sensação de prazer) não vem da pele. Lembra-se do que contei antes? A dor é sentida pelo cérebro! É de lá que ela surge, frente a estímulos ameaçadores percebidos pelos receptores sensíveis que possuímos por todo o corpo na superfície da pele e nos órgãos. Cabe ao cérebro reconhecer se os estímulos que ocorrem no local distante dele são uma ameaça ou um dano grave às estruturas do corpo. Isso é determinado com base não somente no que acontece nos tecidos, mas também considerando a sensibilidade à dor do indivíduo, as memórias anteriores que ele possui desses acontecimentos e a cultura onde aprendeu seus costumes, suas crenças e seus hábitos, para assim criar a consciência de que aquilo deve doer muito, pouco ou nada (ou até mesmo ter prazer ao fazer uma tatuagem!) e essa percepção ser disparada pelo cérebro para aquele local.

Tudo é organizado pelo cérebro e pela forma com a qual o moldamos para entender tais estímulos. E por que não podemos moldar o cérebro para tentar aliviar as dores persistentes das quais os pacientes padecem? Será que é possível expô-lo ao movimento gradual e educá-lo sobre os porquês, sobre quando vai doer e como poder realizar os movimentos com mais alívio? Com isso, o cérebro não seria capaz de organizar a rotina física do paciente para ele entender que faz, sim, coisas, nem que sejam mínimas, onde a dor não surge? Ou compreender que surge em uma intensidade menor e que poderíamos aproveitar para replicar, na clínica, ainda mais esses momentos para criar confiança e aos poucos ir vencendo o medo, quebrando mitos e crenças desnecessárias que rodeiam a utilização do local que dói produzindo resiliência?

A educação em dor não desabilita o tratamento com foco nas lesões que possam existir. Não é isso que quero dizer. Mais uma vez, o modelo biomédico é válido, todavia, nos casos de dores crônicas devemos ir mais adiante. Além de buscar possíveis causas de danos

nos tecidos do corpo, é preciso entender que a dor pode não vir como fonte de disparo apenas por qualquer avaria tecidual, e sim como consequência de múltiplos fatores alocados em áreas distantes do tecido alvo, inclusive, como vimos, a dor também pode ser resultado de uma interação com a forma como organizamos nossa consciência do sofrimento, como fomos treinados a nos sensibilizar ou não frente ao sofrimento. Também é facilitada pela "imagem cerebral" criada pela dor no cérebro, pela sensibilização central, já citada anteriormente, que entendeu que aqueles alertas dolorosos produzidos repetidamente deveriam criar uma informação de memória, essa "imagem". Pois, como a percepção era contínua, para assim facilitar o acesso do cérebro ao disparo da dor frente à memória dos movimentos que precipitam tal desconforto.

Diagnosticada pelo exame de imagem, uma dor, por exemplo, no joelho pode vir de uma degeneração das partes ósseas e outras estruturas que compõem essa articulação, mas não somente dali. Ela pode ser amplificada pela fraqueza muscular ao redor do joelho, bem como pelas crenças ("se eu subir muitas escadas, vai machucar mais"), pelos costumes (sedentarismo pode piorar a sensação dolorosa pela falta de vigor físico geral) e pela sensibilidade do indivíduo em perceber o sofrimento (paciente com histórico de oscilação de humor pode facilitar a amplificação da sensação de desprazer). Nesse caso, a região não possui aptidão física suficiente para auxiliar na acomodação das forças de impacto, que, nesse cenário de fraqueza vizinha, estão sendo diretamente encaminhadas para a porção fragilizada da articulação e amplificadas pelas fragilidades psicossociais.

Como opção de tratamento, podemos fortalecer esses tecidos frágeis e melhorar o equilíbrio, diminuindo tensões em outros músculos que tentavam ajudar aquele movimento sem necessidade, mostrando ao paciente o papel dos músculos no auxílio da absorção dessas forças. Aqui novamente entra em cena a educação em dor. Com isso,

CAPÍTULO 7: O CAMINHO DA DIMINUIÇÃO

conseguimos treinar o cérebro para que entenda que músculos fortes não forçam os joelhos, e há chances de conseguirmos melhorar essa resposta dolorosa, criando substratos físicos e encorajando o psíquico ao diminuir os medos.

E essa regrinha serve para quaisquer alterações que conseguirmos fazer por meio de exercício corporal, dando-lhe mais capacidade para suportar as cargas, transferindo parte das funções para músculos mais fortes no entorno da área dolorosa e ensinando o paciente a trabalhar seu corpo, diminuindo a sensibilidade às dores. Essa junção entre o exercício e a educação em dor pode ser o soro e a vacina para a melhora do quadro doloroso e para a perpetuação dessa resiliência frente a dores em futuras exposições do paciente a experiências dolorosas.

Além do exercício bem prescrito e exposto de maneira controlada ao indivíduo com dor aos movimentos do corpo, uma boa tática é associar essa técnica à melhor compreensão do paciente sobre o que ocorre em seus tecidos que doem, ensinando-o a minimizar crenças infundadas que solidificam uma memória traumática de que movimentar ou sustentar uma posição corporal prejudica os tecidos corporais (diminuindo a chance de o cérebro entender equivocadamente que aquela região deve ser dolorosa ao movimentar ou manter uma posição) e melhorando seus limites de sensibilidade à dor pelo treinamento também com o movimento do corpo. Quanto mais repetirmos uma tarefa física sem medo e certos de que o tecido não vai piorar com a movimentação, mais conseguiremos treinar o limite em que começamos a sentir dor e que tem causado transtornos no dia a dia (e esse limite pode ser mais alto que o habitual com a capacitação correta). Desse modo, conseguiremos diminuir a influência da imagem cerebral que vincula mobilidade à dor e melhorar os costumes e os hábitos previamente adquiridos e que desencorajam o corpo a ser utilizado.

Nos exemplos práticos que apresentarei, pacientes superaram suas dores crônicas com essa abordagem. Isso deixa clara a minha sugestão de como os profissionais de fisioterapia devem manejar esses pacientes em relação à exposição ao exercício e à educação em dor.

"EDUCAÇÃO EM DOR? MAS, ROGÉRIO, AINDA NÃO ESTÁ CLARO PARA MIM. QUERO SABER MAIS A RESPEITO DA EDUCAÇÃO EM DOR", VOCÊ PODE ESTAR PENSANDO.

Vou um pouco mais além nesse assunto, pois ele se mostra um caminho muito promissor na abordagem das dores crônicas.

Sabemos que os exercícios são úteis se bem concebidos para cada tipo de paciente com dor persistente. Refiro-me a várias técnicas de exercícios, como aeróbicos, de ganho de força, coordenativos ou aqueles que auxiliam na adequação das respostas cerebrais, inibindo a percepção de dor ou mesmo melhorando o comportamento de uso do corpo. Mas há uma vertente de estudo feito pela comunidade científica chamada "educação em Neurociência da dor" que pode auxiliar na melhoria dos resultados das terapias baseadas em exercícios.

O nome parece complicado, mas vou esclarecer tentando ser o mais simples possível. Neurociência é o estudo de nosso sistema nervoso. Essas pesquisas científicas têm como foco as estruturas que formam o sistema nervoso e tudo o que pode interagir com ele.

Os estudos da Neurociência, cujo eixo é entender o comportamento da dor no sistema nervoso, também podem ser utilizados para que pacientes com dores entendam o que ocorre em seu corpo, como aquilo surgiu ou as razões pelas quais ainda há dor.

CAPÍTULO 7: O CAMINHO DA DIMINUIÇÃO

São capazes ainda de ajudar a entender como podemos alterar essas interações que ocorrem ao longo desse sistema por meio do exercício e que levam um estímulo recebido no local da queixa até o cérebro. Assim como o que acontece nele que faz com que ele emita um sinal doloroso que você sente na região onde tudo começou.

A educação na dor tem o objetivo de reduzir o risco do aparecimento de novos sintomas dolorosos pelo aprimoramento do conhecimento do paciente sobre o que realmente acontece em seus tecidos na área onde há a queixa, criando, assim, uma mudança positiva em seu comportamento frente ao que encara.

Essas regiões podem nem ter uma lesão ou podem ter sofrido uma leve alteração local. No entanto, quando a lesão é identificada, é suficiente que a consciência do indivíduo interprete, segundo sua cultura, sua crença e sua capacidade de enfrentar o sofrimento, que a resposta àqueles tecidos deva ser mais dor. Mas, se considerarmos apenas o que acontece naquelas estruturas, a sensação de sofrimento deveria ser menos intensa.

Trata-se então de, além de exercitar a parte física com técnicas apropriadas, também ensinar o paciente a reconceitualizar sua ideia prévia de que para doer basta ter uma mínima alteração nos tecidos. Ou que diante de uma dor surgida há sempre um sinal de lesão no corpo, o que não é uma associação direta na esmagadora maioria dos casos de dores crônicas do tipo musculoesqueléticas.

Mas essa sensação percebida de desconforto e sofrimento pode ser fruto de uma interpretação cerebral errônea de uma ameaça ao corpo em virtude de, na verdade, uma incapacidade de suportar o que lhe é imposto pelas atividades diárias naquele local específico, segundo a consciência. E não de acordo com o que realmente acontece nas estruturas daquela região, criando a necessidade de o nosso sistema nervoso proteger o corpo e, como alerta protetivo, o cérebro responder com dor, que nos faz diminuir o uso do local.

ACREDITE: A VIDA SEM DOR É POSSÍVEL

Essa percepção desacertada de sofrimento pode ser aprimorada e se tornar mais resistente mediante o entendimento claro do paciente dos processos que envolvem o surgimento da dor no sistema nervoso.

A educação em dor já é uma ferramenta muito estudada para, por exemplo, as dores crônicas de coluna. É considerada pela literatura científica uma abordagem útil nas clínicas de reabilitação, pois é simples combiná-la com outras intervenções, como nossa principal arma: os exercícios.

Para sua execução, não é preciso ter qualquer equipamento além da habilidade de comunicação e conhecimento do fisioterapeuta e não tem efeitos colaterais para o paciente. Além disso, a educação em dor possibilita trabalhar de maneira específica com cada paciente, adaptando o processo ao perfil de como ele encara e entende o problema. Quanto mais intensivo for o trabalho de fazer o paciente entender sobre o que norteia suas dores persistentes, melhores podem ser os efeitos sobre a dor e a incapacidade.

Em um ambiente clínico, intervenções que demandem muito tempo de atuação em um único paciente, como é o caso dessa proposta de tratar dores crônicas com exercícios e educação, podem, num primeiro momento, parecer um desafio.

E isso até no aspecto financeiro, pois se trata de mais tempo com um único cliente, reservando um tempo da sessão de tratamento para educar o paciente, além de realizar as demais abordagens terapêuticas. Por isso, não são todos os profissionais que a aplicam em suas condutas para tratar dores crônicas.

Mas será também que não é por isso que pacientes com esse quadro em que não há lesão tecidual grave migram de clínica em clínica sem uma solução robusta para seus problemas? Isso nos faz refletir. Além disso, pode, na verdade, ser relevante na relação custo-benefício que o profissional fique um tempo maior debruçado no caso de um paciente, com chances de que haja melhora em seu quadro por oferecer

CAPÍTULO 7: O CAMINHO DA DIMINUIÇÃO

a capacitação física correta e o entendimento adequado sobre suas dores, em vez de tratar dois ou três clientes na mesma fração do dia, mas que não terão essa arma no enfrentamento das dores.

Vídeos, folhetos e panfletos explicativos também podem ser produzidos para educar pacientes e, independentemente da técnica, o primordial é que os profissionais de saúde lhes ofereça. A educação em dor deve ser dada como suplemento a outras intervenções. Ela se mostra promissora e merece ainda a atenção da ciência para várias causas de dores. Mas é interessante que, por ser um suplemento simples, possa produzir uma pequena mas significativa mudança na dor e na incapacidade de quem sofre há anos com dores que o encarceram na limitação física sem que ao menos ele entenda realmente o que acontece.

Por não ter efeitos colaterais, podemos extrapolar seu uso para qualquer que seja o local de onde vem a sua dor, desde que não deletemos do arsenal de tratamento o que já se mostra eficiente para o tratamento do problema. A educação em dor é um conceito, e inerte, ou seja, não traz malefícios se aplicada associada ao exercício. Também pode ser um divisor de águas para a produção da resiliência, da capacidade de resistir frente a uma situação adversa do indivíduo acometido pela dor persistente.

ASSOCIAÇÃO DE EXERCÍCIO COM A EDUCAÇÃO EM DOR PARA O TRATAMENTO DAS DORES CRÔNICAS

Pessoas envolvidas com uma experiência dolorosa persistente que acomete a mobilidade dos segmentos do corpo e a manutenção de posturas estão com sua percepção dolorosa "facilitada" não somente pela presença de uma lesão no corpo, mas também pela simples ameaça entendida pelo cérebro, que considerou a memória, o medo, as crenças, os costumes, o estilo de vida, a inaptidão física para suportar as cargas impostas pela rotina diária de movimentação e a inabilidade de entender sobre os processos fisiológicos que compõem as queixas: fatores somados que integram a percepção de dor, e todos estes devem ser considerados durante o tratamento.

Para isso, os fisioterapeutas responsáveis pelo tratamento devem pensar além de músculos, ossos, tendões ou ligamentos. E, claro, o paciente também, com a ajuda desses profissionais. É crucial que se considerem esses tecidos do corpo e os demais fatores elencados no parágrafo anterior, que alteram a recepção e as respostas aos estímulos ocorridos nessas estruturas corporais envolvidas com o movimento e a postura. Com isso, é possível propor um tratamento contemplativo a todas essas fontes de gatilhos para a produção da dor pelo cérebro e sentida naquela parte do corpo.

Uma intervenção fisioterapêutica próspera para esses casos de dores crônicas é unir as duas pontas discutidas neste capítulo: o exercício e a educação em dor. Para os profissionais de saúde, essa terapia pode ser chamada de "terapia de exercícios físicos orientados para cognição" ou "terapia cognitivo-funcional" (terapia de exercícios para o físico e para o conhecimento e saber da consciência).

É necessário que os pacientes tratados por esse tipo de intervenção tenham uma compreensão profunda dos mecanismos da dor, das emoções que produzem medo de movimentar, ansiedade, comportamentos corporais de proteção que podem piorar a tensão física e gerar o sofrimento do corpo, nuances de seus costumes diários que podem facilitar a produção de dor e de suas convicções acerca do que o acomete.

Trata-se de uma abordagem meticulosa do fisioterapeuta para rastrear tudo o que pode estar envolvido na produção daquela imagem cerebral da dor ao movimento e apresentar ao paciente. A finalidade é que o paciente aprenda como resolver esses gargalos físicos, emocionais,

CAPÍTULO 7: O CAMINHO DA DIMINUIÇÃO

culturais e sociais pela educação, sobretudo o que podemos lhe ensinar associado à exposição gradativa aos movimentos e às atividades temidas que produzem a dor.

Trabalharemos o físico do paciente com exercício, e sua mente e sua consciência com educação associada ao tratamento. Ajudaremos na função do exercício em incrementar seu físico com o correto entendimento sobre o que ocorre em seu corpo e facilitaremos a mudança de suas convicções, seus costumes, suas emoções e seu estilo de vida também com o correto entendimento do que ocorre nele.

Não se preocupe em guardar os nomes técnicos descritos nesta parte da obra se você, leitor, é o paciente que convive com as dores, e não um profissional de saúde. Mas vale a pena saber que esse tratamento existe, até para poder buscar no mercado o profissional que o ofereça. E a partir daqui você já sabe o que lhe pode ser oferecido durante sua reabilitação.

Para implementar a intervenção descrita anteriormente, os fisioterapeutas devem possuir a habilidade de explicar aos pacientes os conceitos, com uma estratégia de comunicação plena e eficiente. É preciso transformar termos técnicos em informações palpáveis à compreensão, esclarecendo para o paciente a realidade na qual ele está envolvido.

Também deve ser explicado que, juntos, fisioterapeuta e paciente, podem encontrar soluções para que os gestos que envolvam o movimento da região do corpo acometida possam ser realizados de maneira gradual e repetitiva, para que seja possível "dessensibilizar", diminuir as antigas respostas mal-adaptadas, disfuncionais e temidas e que, por isso, eram dolorosas ao movimento, melhorando a resistência à sua execução e "acomodando" cada vez mais a dor.

Mas o que esse tipo de terapia de exercícios deve incluir como estratégia para sua plena execução e para que seja atrelada à educação do paciente sobre a dor, as crenças, as emoções, os costumes, o estilo de vida e as habilidades físicas? Veja abaixo a lista. Em seguida, falaremos sobre cada uma delas para que você saiba o que o espera e perceba que consegue.

1. Exercícios com exposição gradativa e ao vivo.

2. Exercícios com atividade fracionada.

3. Exercícios que provoquem exposição temporária à dor.

4. Repetições exaustivas do gesto em amplitude livre de dor durante a exposição gradativa ou atividade fracionada.

5. Técnicas de distração da atenção.

6. Intervenções pautadas em "aceitação e comprometimento".

7. Diário da dor.

8. Gerenciamento de recaídas.

Neste momento, ao se deparar com o que pode ser utilizado para o tratamento das dores crônicas, é muito importante que você entenda que exercício é movimento. Até para que possa procurar um profissional de saúde que lhe ofereça esse tipo de abordagem para seu tratamento.

Além dos exercícios realizados pela ação voluntária do paciente, com ele próprio se movimentando, e das técnicas acima elencadas, com orientação do fisioterapeuta, nas sessões de tratamento, há outras formas de movimentos realizados passivamente.

Ou seja, o fisioterapeuta é quem realiza o movimento no local-alvo, sem a ação voluntária do paciente. Isso também pode ser útil para alguns tipos de dores crônicas no início do tratamento. Esse tipo de movimentação passiva pode ser chamada de "terapia manual", ou "mobilização articular", e seu uso é respaldado pelo seguinte pressuposto:

CAPÍTULO 7: O CAMINHO DA DIMINUIÇÃO

A dor crônica pode possuir uma causa local que não é necessariamente uma lesão, e sim uma alteração na área que até então não era deletéria para o corpo, mas que, em algum momento, passou a ser, pois começou a "irritar" os tecidos locais, desencadeando as dores.

Por exemplo: uma pessoa de 60 anos que pela longevidade pode promover uma alteração natural na cápsula articular do ombro, uma estrutura que auxilia a manutenção da articulação bem conectada entre as partes que formam a junta. O avançar da idade pode causar um aumento da tensão dessa cápsula em alguma de suas porções, o que limita os movimentos plenos do ombro. Envelhecemos, e isso pode acontecer.

Vamos fazer uma analogia? Essa cápsula articular, em vez de estar lisa, apresenta um "enrugamento" em alguma parte que recobre toda a articulação dos ossos do ombro. Isso "prende" seu pleno movimento, pois o que deveria ser uma cobertura uniforme da articulação já não é.

Porém, as atividades laborais rotineiras do indivíduo até então não traziam à tona essa restrição, visto que a pessoa utilizava os braços em situações de pouca amplitude de movimento. Mas, de repente, com a referida restrição articular, a pessoa passa a ter que utilizar o braço em amplitudes de movimento maiores que as de costume. Por exemplo, agora precisa guardar os pratos em um armário posicionado mais alto que sua cabeça, promovendo, assim, o uso rotineiro desse braço com movimentos acima do topo do corpo.

Com gestos mais amplos, a tensão aumenta nessa estrutura do ombro, na região chamada cápsula articular, e agora a cápsula alterada pela idade passa a limitar o movimento pleno para o ombro. Isso começa a irritar outros tecidos do local, que ficam "presos" pela falta de mobilidade competente desse revestimento da articulação. Com a execução contínua, sem total liberação articular para isso, se desencadeia a dor.

111

Veja que, no exemplo anterior, não foi uma lesão propriamente dita que desencadeou a dor. Uma restrição naquela estrutura não é uma lesão, caso você não necessite de mobilidade completa do ombro no dia a dia, mas, sim, uma alteração natural do processo de envelhecimento do corpo que até então não trazia prejuízos, pois a pessoa não fazia movimentos completos de elevar o braço acima da cabeça repetidamente em sua rotina diária.

Quando começou a realizá-los, sem adaptar os tecidos, sem "soltá-los" (repetindo esses movimentos desde mais jovem), causou uma irritação nos tecidos corporais ao redor do ombro. E a irritação, a dificuldade de movimento, já pode ser percebida pelo cérebro como uma justificativa para doer.

E o que fazer primeiramente em um caso como esse? Entender a rotina do paciente, a história envolvida na dor, perceber que essa alteração é um dos focos do sofrimento percebido para executar os movimentos no novo costume e estilo de vida do indivíduo. E, assim, antes de exercitá-lo ativamente para ganhar força, resistência e resiliência à dor, deve-se implementar uma intervenção com terapia manual, para "soltar" esses tecidos. Essa estratégia é necessária porque agora o movimento completo do ombro precisa ser pleno para suas novas atividades de vida diária.

Deixo aqui muito claro que esse tipo de mobilização articular deve ser utilizado como uma fração da exposição à terapia por exercícios e em pacientes selecionados que mereçam essa abordagem, segundo a avaliação clínica feita pelo profissional de saúde. O exercício ativo, realizado pelo próprio paciente, deve ser o protagonista do tratamento, para aumentarmos as chances de resolução das dores e de todo o receio de utilizar o membro acometido, em conjunto com a educação, para o entendimento pleno de tudo que envolva suas emoções, seu estilo de vida e suas crenças que "poluem" a resposta ao movimento e exacerbam a dor.

CAPÍTULO 7: O CAMINHO DA DIMINUIÇÃO

Os exercícios ativos, realizados pela contração voluntária dos músculos do paciente, associados em alguns casos às denominadas mobilizações passivas (para preparar o local para a exposição ao exercício com movimento voluntário do indivíduo), são a chave para a tentativa de resolução da maioria das dores crônicas. Isso ocorre quando são executados num processo de reabilitação que também contemple a educação do paciente acerca do que está envolvido no processo doloroso, identificando fatores físicos, emocionais, comportamentais, crenças e aspectos culturais relacionados ao sofrimento e às sutilezas do estilo de vida que integram o resultado de dor percebido e que, quando melhor compreendidos, podem ser modificados ou adaptados para auxiliar no alívio dos sintomas.

Você, paciente com dores crônicas, mais uma vez, não se preocupe em guardar o nome dessas estratégias. Somente as expus aqui para que você saiba que existem, e as explicarei, uma a uma, de maneira simples, com o objetivo de que entenda neste livro não só o que é a dor que você tem, mas quais armas os fisioterapeutas dispõem para atuar em você e como cada uma delas funciona.

Da mesma forma que um médico deve lhe explicar como funciona um medicamento e o que ele espera da ação do remédio em seu corpo, ao participar do processo de entendimento do tratamento fisioterapêutico, com essa leitura, por exemplo, já estaremos iniciando uma educação em dor.

1. EXERCÍCIOS COM EXPOSIÇÃO GRADATIVA E AO VIVO

Se você tem medo de cães, não perderá o medo sendo exposto a gatos, mas ficando diante de cães. Para iniciar o processo de enfrentamento, você deve começar sendo exposto a filhotes de cães de companhia, mais amáveis, em um ambiente controlado, sendo constantemente informado sobre qual tipo de cão está ali na sua presença e quais são as características da índole daquele animal, o que irá facilitar a reedição inicial das sensações traumáticas presentes no cérebro sobre esses animais.

Mais adiante, passa-se a uma exposição a cães adultos, ainda de companhia, continuando com a educação sobre o que está exposto e quais são os objetivos da atividade, estimulando a interação com os bichos.

Posteriormente, com o cumprimento das tarefas propostas com o animal, segue-se para o contato com cães de guarda adestrados, em mais uma etapa da educação e segurança daquela proximidade e os prós que essa experiência pode trazer na vida, como a possibilidade de ter um cão para a proteção da casa. Mais adiante, pode se passar a expor a interação com o cão de guarda adestrado em ambiente não controlado, como um passeio ao ar livre.

Troque a palavra cães e suas associações no texto anterior pelas expressões "movimento" ou "tarefas que geram dores", e teremos uma excelente analogia do que é uma exposição gradual e ao vivo.

O objetivo dessa técnica é melhorar a capacidade e as funções físicas pela redução da percepção de que algumas atividades são nocivas ou ameaçadoras, pois poderiam contribuir para o surgimento da dor. Inicia-se com o estabelecimento de uma hierarquia de atividades que afugentam o medo. Os pacientes são expostos a atividades menos temidas, com envolvimento de movimentos mais sutis, menos complexos, evoluindo nos níveis de exposição e movimento até atingir a atividade completa, antes prejudicial e dolorosa.

Ao realizar essas atividades, os pacientes podem testar e analisar a validade de suas crenças prévias, os pensamentos que indicavam consequências prejudiciais a partir de determinados movimentos e gestos. A ideia é construir novas crenças e memórias positivas de acordo com sua boa e gradual resposta à exposição ao gesto seguro.

CAPÍTULO 7: O CAMINHO DA DIMINUIÇÃO

Ao expor gradualmente os pacientes a atividades anteriormente evitadas, as interpretações antes errôneas e catastróficas ao movimento, além da expectativa de danos e dores, podem ser corrigidas, o que resulta na diminuição dos níveis de medo e na melhora das funções que envolvam a região do corpo acometida pela dor crônica.

Vamos a um exemplo?

O paciente tem dores no joelho ao subir e descer escadas. Na tentativa de hierarquizar o medo do paciente ao realizar essa tarefa que facilita o disparo das dores, podemos tentar "driblar" as memórias traumáticas consolidadas na mente em que o degrau é temido. É possível fazer isso ao expô-lo gradativamente, em um primeiro momento, utilizando uma rampa para que ele suba e desça.

A rampa também é uma estrutura para chegarmos a um nível superior de piso. Mas, por não conter um ressalto, como ocorre em cada degrau, o temor do paciente pode ser minimizado, e possibilitar a realização do gesto, que será associado à educação sobre o que está acontecendo após o cumprimento da tarefa. Pode ser dito a ele: "Veja que você conseguiu atingir um piso superior sem dor! Você cumpriu a tarefa com o mesmo esforço físico que os degraus trariam, mas driblamos seu medo".

E assim, posteriormente, com a melhora da confiança do paciente em progredir para uma tarefa mais temida, conseguimos chegar à exposição simulada da tarefa que antes era poluída por crenças de que deteriorava os tecidos que compõem o joelho.

2. EXERCÍCIOS COM ATIVIDADE FRACIONADA

Esse tipo de técnica tem por objetivo aumentar gradativamente a quantidade de movimento realizado nas atividades propostas e nos

115

exercícios que utilizem a parte do corpo envolvida com as dores crôni-cas. O início é conduzido em amplitudes de movimento neutras, livres da dor, mesmo que mínimas, mas que possam já remeter nova memória ao gesto, que antes era realizado com dor e que agora está sendo soli-citado em um arco seguro e cômodo. Se a realização de um gesto com menos amplitude for bem recebida pelo paciente, aos poucos podemos evoluir para amplitudes maiores e ainda incrementar com pesos e elás-ticos que ajudarão a ganhar mais força na área afetada pela dor.

Irei resumir com exemplos:

Se a dor surge ao levar o braço acima da cabeça, fracionamos a atividade de movimento em amplitudes menores que o movimento total, como ao levar o braço a apenas $1/3$ da dimensão completa, desde que esse arco escolhido seja livre de dor ou com desconforto menor que o habitual, ou seja, que fique cômodo.

Se, por medo, o paciente não conseguir elevar o braço por conta própria à altura mínima estabelecida, o terapeuta pode auxiliá-lo com as mãos a realizar o movimento para passar confiança e segurança. A partir daí repetiremos o gesto até que o paciente consiga realizar volun-tariamente o movimento pretendido. Mais adiante, acrescentaremos cargas externas se o desconforto ou a ausência dele permitir. Em um momento seguinte, podemos evoluir para um arco maior, de 50% da amplitude total, e reiniciamos a repetição dos gestos de elevação do braço somente com o peso do próprio membro nessa nova fração es-tipulada de movimento. E assim seguimos até chegarmos à amplitude total acima da cabeça.

Caso o paciente tenha dor ao agachar para pegar um objeto no chão, iniciaremos o exercício estabelecendo uma dimensão menor desse movimento que remete a dores similares à percepção habitual. Seguindo o exemplo anterior para dores no ombro, o paciente pode ser encorajado a realizar uma amplitude mais curta, uma fração mais cômoda, que possa ser repetida e evoluída, pouco a pouco, com sua

CAPÍTULO 7: O CAMINHO DA DIMINUIÇÃO

execução acrescida do uso de cargas externas para fortalecer as estruturas responsáveis por aquela porção do gesto fracionado. Então, posteriormente, com o cumprimento de cada fração do arco do movimento de agachar livre ou com menos desconforto ao longo das sessões de fisioterapia, ele, enfim, pode ser treinado na amplitude total do movimento.

Dessa forma, conseguimos produzir novas capacidades musculares que darão maior sustentação àqueles gestos e diminuirão a sensibilidade à dor.

3. EXERCÍCIOS QUE PROVOQUEM EXPOSIÇÃO TEMPORÁRIA À DOR

Vou bater muito na tecla de que dores persistentes que envolvam o movimento de membros e tronco, amplificadas ou originadas pela movimentação de uma parte do corpo, não devem ser tratadas sem que o movimento esteja envolvido no processo.

Isso deve ser feito nem que seja com exposição gradativa, partindo de posturas menos temidas para as mais temidas, ou fracionando os movimentos que produzem dor para encontrar amplitudes "amigáveis" com o propósito de começar o movimento ou até mesmo produzir uma dor controlada (sobre a qual temos convicção de onde surge e em que tempo cederá).

É isso mesmo que você leu, produzir dor! E explicarei. Algumas terapias para o tratamento da dor crônica propõem o uso de exercícios com carga e resistência para agravar temporariamente a dor, com a proposta de que, ao acompanhar a redução da dor após o exercício, isso nos auxiliará a trabalhar na reconcepção da dor pelo cérebro. O que nos abre uma oportunidade para demonstrar ao paciente algo que poderia ser resumido como: "Olha aí, garoto(a), doeu na hora, mas sua dor depois parou. Não lesionamos seus tecidos. Bora fazer e fortalecer!".

Nesse tipo de intervenção com exposição temporária à dor, estamos inserindo, por exemplo, uma dor muscular em tecidos ao redor da região que é alvo das queixas, mas que sabemos que diminuirá com o passar das horas após a exposição.

A ciência verificou que, a curto prazo, há benefícios dos exercícios que encorajam a dor em comparação a atividades não dolorosas, sobretudo para resultados na dor relatada pelo paciente.[5]

Mesmo a curto prazo, dada a complexidade do tratamento desses pacientes, esse resultado já pode nos auxiliar com a boa educação do paciente sobre o que ocorre, com o empenho e a confiança de que o terapeuta pode proporcionar um resultado que já nos ajuda a abrir o tambor desse revólver e limitar o efeito do gatilho. Pacientes selecionados podem se beneficiar dessa técnica atrelada a outras aqui expostas. Ou seja, exercícios que geram dor não trouxeram efeitos deletérios no médio e longo prazos. É uma chancela da frase de ouro que os terapeutas devem dizer ao paciente: "Seu corpo não é frágil. Você pode".

Por exemplo: se um paciente tem dores no joelho ao caminhar, o fisioterapeuta pode solicitar que a pessoa, sentada, empurre um peso com a perna, esticando e dobrando o joelho, até que os músculos da coxa cansem. Essa dor muscular vai cessar após horas e pode auxiliar a modular a percepção cerebral do paciente sobre as dores: de que devem aparecer quando o cérebro "achar" que a região está em perigo, mas devem cessar quando perceber que nada demais aconteceu àqueles tecidos.

---

[5] SMITH, B. E. *et al*. Should Exercises be Painful in the Management of Chronic Musculoskeletal Pain? A Systematic Review and Meta-Analysis. *Br J Sports Med*, v. 51, n. 23, p. 1.679-1.687, 2017.

4. REPETIÇÕES EXAUSTIVAS DO GESTO NA AMPLITUDE LIVRE DE DOR DURANTE A EXPOSIÇÃO GRADATIVA OU ATIVIDADE FRACIONADA

Há a possibilidade de encontrar uma adaptação da tarefa temida para ser realizada no indivíduo com dores crônicas ao movimento de forma mais simples e que promova maior confiança, ou uma amplitude, mesmo que mínima, em que o movimento possa ser realizado livre de dor, como explanamos previamente.

Pode ser apenas uma elevação do braço que o desconecta um pouco do corpo, ou dobrar o joelho só um pouquinho livre de dor.

Associando a algumas das técnicas anteriores de exposição, podemos realizar uma parte do gesto livre das queixas ou a partir de uma tarefa menos ameaçadora e executar esse gesto exaustivamente para que a repetição possa encorajar o paciente de que a movimentação sem dor está ali, basta refinarmos as formas de como atingi-la por completo e na demanda necessária para as atividades do sujeito.

Quer um exemplo? Com uma pessoa com dores crônicas no ombro, onde o movimento de elevação do braço causa desconforto, podemos tentar iniciar um movimento com o paciente deitado para retirar o efeito do peso exposto pela gravidade (associamos aqui a exposição gradativa, em um cenário menos ameaçador) e iniciarmos movimentos de elevação, de distanciamento do braço junto ao corpo, de abertura por apenas 30°, $1/3$ da distância até a altura dos ombros (associamos numa mesma tarefa também a atividade fracionada).

Se a abertura até essa amplitude for tolerada sem dor, não precisamos testar uma elevação maior. Não precisamos ter pressa, pois se a dor aparecer, o paciente pode se sentir desencorajado.

ACREDITE: A VIDA SEM DOR É POSSÍVEL

E ali, naquele cenário, começamos a repetir o gesto de abertura dos braços até os 30° de limite, podendo posteriormente incorporar uma resistência externa. E, quando o terapeuta julgar que o movimento já foi reforçado, retira-se a resistência externa (pesos, elásticos) e aumenta-se entre 10% e 20% de amplitude em relação aos 30° anteriores. Dessa maneira, progredimos com foco na amplitude total de movimento, repetindo quantas vezes o paciente e o fisioterapeuta juntos julgarem que não desencadeará dor.

Resumindo, repetição exaustiva não é sinônimo de exposição temporária à dor, nosso tópico anterior. Nesse caso, trata-se de repetir o gesto inúmeras vezes ou dentro da exposição gradativa, em que partimos de tarefas menos temidas para as mais temidas, ou dentro da intervenção do tipo atividade fracionada, em que dividimos o arco de movimento, sem gerar dor, mas com um volume de repetições confortável de modo que auxiliem na troca da imagem cerebral do movimento doloroso para a imagem de movimento livre de dor.

5. TÉCNICAS DE DISTRAÇÃO DA ATENÇÃO

A dor pode estabelecer uma prioridade de atenção. Quando é persistente, fica em primeiro plano na consciência de quem a sente. Como você viu aqui, a dor é como uma experiência interpretada pelo cérebro. Podemos direcionar a atenção para longe do local doloroso, por meio de alguma técnica para distrair a atenção.

Isso permite que os fisioterapeutas possam incrementar as capacidades físicas depreciadas no local da dor, ao aproveitar a "distração cerebral", uma vez que o paciente vai precisar focar parte de sua atenção em outra tarefa proposta pelo profissional de saúde para ser realizada concomitantemente ao exercício no local-alvo. As técnicas de distração para o tratamento das dores crônicas podem ser pautadas,

CAPÍTULO 7: O CAMINHO DA DIMINUIÇÃO

por exemplo, no uso de resistência externa no membro do corpo do lado oposto à região que dói, enquanto se executa uma tarefa no membro doloroso.

Vamos ampliar a ideia do que foi dito com um exemplo: alguém que tenha dores crônicas no ombro, que dificultam a elevação do braço, pode utilizar um peso de academia no outro braço, o que não sofre com as dores, para que seja sustentado com o braço elevado. O braço elevado, "fazendo força" para manter o peso no ar, vai gerar um desconforto e atrair parte da atenção cerebral para continuar cumprindo a tarefa e manter o peso no ar.

Enquanto isso, estamos trabalhando no outro braço, foco da dor, fazendo movimentos de elevação, abertura e fechamento do braço juntamente ao corpo. Ou seja, enquanto o braço sem dor segura um peso de ginástica no ar, prendendo parte da atenção, o outro braço, o dolorido, se movimenta. A proposta é que, com essa distração, a dor no local alvo seja controlada e consigamos movimentar um braço que, sem desvio de foco, teria toda a atenção cerebral para disparar a dor quando o gesto fosse realizado, reduzindo a apreensão e ansiedade frente à esta imaginação de que movimentar poderia machucar ainda mais. Vale a ressalva: medo é uma emoção que pode ser provocada por um evento real, enquanto a ansiedade é uma emoção orientada para o futuro diante de um evento em potencial. Medo e ansiedade podem nomear conceitos distintos, mas são intimamente conectados pela memória (memória de um evento já ocorrido que provoca o medo ou de uma convicção de que algo possa ser prejudicial, o que provoca a ansiedade exacerbada como predominante). Ambas são emoções que devem ser observadas no indivíduo com dor persistente. Por isso, se alguém lhe contar sobre seu medo de realizar uma tarefa ou nomear como medo uma emoção provocada pelo ato de se movimentar pode também estar fazendo referência à ansiedade. Mas gostaria que você entendesse que o temor pode incluir ambas as emoções.

Se houver engajamento na tarefa proposta para distrair a atenção, a distração pode ser um caminho interessante para ajudar a apagar a imagem cerebral da dor. Trata-se de uma alternativa para mentes ocupadas pela ruminação da dor, atitude que toma conta da concentração dos pacientes em boa parte do tempo.

6. INTERVENÇÕES PAUTADAS EM "ACEITAÇÃO E COMPROMETIMENTO"

Norteando a aplicação das intervenções citadas anteriormente, todo o processo de exposição do indivíduo ao exercício deve ser associado a técnicas de aceitação e comprometimento. O objetivo não é reduzir diretamente a dor, mas auxiliar na aceitação das experiências negativas e traumáticas que as intervenções de tratamento possam produzir, para que consigamos manter o foco nos ganhos esperados provenientes do exercício. Por isso, essa técnica pode ser utilizada em associação às intervenções apresentadas anteriormente.

Durante a exposição ao exercício, seja de que forma for, o indivíduo deve ser encorajado a notar e a admitir certa quantidade de experiência desagradável na realização da tarefa. Isso facilita o processo de aceitação e rompimento com pensamentos e memórias prévias negativas e limitantes. Um exemplo:

Acomodar pesos nos braços produz dor ou medo de doer; no entanto, acalentar o filho junto ao peito (também uma carga externa como os pesos usados na reabilitação) pode ser doloroso, mas é uma atividade que gera efeitos positivos superiores à experiência traumática do peso envolvido. O valor obtido pelo acalentar é superior ao do medo ou da dor, o que pode facilitar o comprometimento em cumprir uma tarefa apesar do medo e do desconforto.

122

CAPÍTULO 7: O CAMINHO DA DIMINUIÇÃO

7. DIÁRIO DA DOR

A educação em dor para pacientes com dor crônica não é complexa, mas é terapeuta-dependente, seja pela educação presencial, durante as sessões de fisioterapia, seja por meio de folhetos ou vídeos explicativos produzidos pelo profissional de saúde. Depende de o profissional ter entusiasmo em sonhar o sonho do paciente de se livrar daquilo. Depende de os olhos do profissional de saúde brilharem como os do paciente ao falar sobre o que ele fazia antes da dor. Depende da paciência desse profissional em saber e mostrar à pessoa que convive com esse sofrimento físico que o objetivo é sair do ponto de partida A com dores e incapacidade, para um ponto B, com menos dor, mais alívio e qualidade ao realizar as tarefas diárias, alcançando esses objetivos pouco a pouco ao longo das sessões de fisioterapia. Esse trajeto não é em linha reta, haverá altos e baixos, mas com empenho manteremos o rumo – empenho do paciente e também muito empenho do profissional de saúde.

Uma das estratégias da educação em dor crônica que utilizo é solicitar que o indivíduo faça um diário da rotina. Para isso, o paciente deve ter um caderno e um lápis à mão a cada fim de dia, e o oriento a dar uma nota, de 0 a 10, para sua dor.

A nota zero para a sensação sem dor alguma, e a nota dez para os momentos em que a dor chegou a um nível próximo da maior dor que já sentiu na vida. Não necessariamente uma dor relacionada ao problema atual, pode ser dor do parto, dor de cálculos renais, qualquer dor que já tenha sentido com tamanha intensidade e tenha sido incapacitante, para que possa tê-la como exemplo de uma dor nota dez e entender a intensidade com que as dores atuais surgem na rotina.

E assim, ao final de cada dia entre as sessões, o paciente descreve como fora seu dia. Por exemplo:

123

ACREDITE: A VIDA SEM DOR É POSSÍVEL

"Acordei. Dor nota zero. Levantei e, ao pentear o cabelo, senti uma dor nota 4 no ombro. Me vesti, tomei café e fui ao trabalho dirigindo. Sem dor. Realizei meu serviço do período da manhã sem dores. No almoço, fui esquentar a comida no micro-ondas, que fica no alto de um armário, e, ao retirar o prato, senti um desconforto nota 2, algo que só serviu para lembrar que o ombro estava ali. Voltei ao trabalho e fiquei sem dor. Fui ao mercado à noite e, ao sair com as sacolas, senti um desconforto nota 2. Cheguei em casa e senti uma dor nota 2 ao retirar as compras do carro. Jantei e fui me deitar para ver TV e depois dormir, sem dor".

É muito mais objetivo anotarmos os eventos do que tentarmos nos lembrar deles depois. O indivíduo pode listar o que fez nos dias antes da sessão de fisioterapia, por exemplo, ou como uma dor surgiu, em que momento e com qual intensidade, como a dor diminuiu, após quanto tempo... Enfim, ele anota tudo o que fez com o corpo naquele período e qual foi o comportamento da dor.

Quando se documenta, conseguimos ver o "padrão" da dor inserida na rotina e entender ganhos e reveses para, assim, adequar o que falamos e como tratamos o paciente, mediante a exposição desse padrão doloroso. Isso é válido para que ele possa entender, por exemplo, que o fisioterapeuta vem aumentando sua carga de exercícios nas sessões de reabilitação, porém, na rotina diária, a dor não aumentou de intensidade. Assim, os terapeutas podem utilizar essa visualização como reforço positivo de que estamos melhorando a capacidade física sem aumentar a dor na rotina.

Nesse sentido, a proposta é de que, quando chegarmos a uma capacidade física adequada, com boa aceitação do processo, bom entendimento do que ocorre, as dores passem a diminuir na rotina.

Em resumo, a cada nova sessão, o terapeuta discute com o paciente as anotações feitas desde a última sessão e faz uma resenha crítica das anotações, para que o paciente visualize mais claramente os padrões da dor e entenda, por exemplo, o que se pode manter de cargas, onde se pode focar o esforço e, assim, monitorar e progredir a exposição.

CAPÍTULO 7: O CAMINHO DA DIMINUIÇÃO

Algumas pessoas podem pensar: mas anotar a rotina não pode causar uma hipervigilância, que seria o excesso de atenção aos movimentos, causando ansiedade e tensões musculares excessivas? Se bem orientado em como realizar a coleta das informações, creio que o diário pode ser útil a pacientes selecionados, que possuam habilidade com a escrita e que não tenham um perfil ansioso.

A documentação da rotina será produzida somente ao final do dia, com registro do que ele se lembrar, com sua percepção posterior ao fato ocorrido, e não a cada tarefa realizada, o que poderia exacerbar a ansiedade e a tentativa de proteger o corpo. Julgo ser melhor documentar a rotina, em vez de somente declará-las no debate com o fisioterapeuta durante as sessões.

Talvez uma dor que só o tivesse incomodado em uma tarefa pela manhã, caso fosse anotada no papel, se não o fizer assim, pode permitir que este paciente ao relatar verbalmente dias depois, por não se lembrar de todo o contexto, dizer que tal dor surgiu ao longo de toda a manhã, e não somente em uma única tarefa realizada naquele período do dia. Há muita diferença entre uma dor que perdura por toda a manhã e sentir uma dor apenas durante uma tarefa realizada durante a manhã. Mas reitero: cabe ao fisioterapeuta selecionar qual paciente se beneficiará dessa técnica e que ela esteja atrelada à execução do tratamento com exercícios, para que enxerguemos no diário as possíveis melhoras físicas.

8. GERENCIAMENTO DE RECAÍDAS

É imprescindível a documentação bem detalhada da evolução do paciente durante as sessões de fisioterapia:

- A evolução da amplitude dos movimentos.
- O aumento das cargas/pesos/resistências oferecidas junto ao movimento com o passar das sessões.

- A evolução da distância percorrida na esteira ou do número de gestos repetidos no total da sessão.

- O número de exercícios realizados na sessão.

- A qualidade de vida e das funções físicas em tarefas selecionadas que antes produziam muita dor.

Enfim, toda essa documentação deve ser mantida pelo terapeuta para que possa ser unida ao diário da dor do paciente e, com isso, se consiga produzir um gráfico, seja apenas mental, para ser debatido com o paciente, seja uma representação gráfica para a visualização dos momentos em que houve recaídas, pioras do quadro.

O paciente deve entender que, por exemplo, as dores podem estar se mantendo por um tempo, mas que sua carga de exercícios realizados está aumentando, sem aumentar as dores. E isso já é bom! Significa que o corpo está ganhando aptidão física aos poucos, sem desencadear mais dores.

Documentar o que o paciente realiza durante a fisioterapia e atrelar ao diário da dor (quando o terapeuta julgar ser útil produzi-lo) facilita para que o paciente enxergue os avanços positivos. Assim, o fisioterapeuta pode adequar o que oferece com um único objetivo: a melhora do quadro apresentado no início do tratamento.

É muito importante que, ao primeiro contato com o indivíduo com dores crônicas, o terapeuta deixe claro que o trabalho será feito para sair de um ponto A no gráfico que representa a dor, localizado em um ponto pior, mais baixo, para um ponto B, positivo e mais alto. Tudo isso ocorrerá após um tempo combinado com o paciente. Nesse intervalo, o profissional deve explicar que o paciente terá altos e baixos, que a meta não será atingida em linha reta, mas que tudo será gerenciado para que o objetivo seja alcançado.

CAPÍTULO 7: O CAMINHO DA DIMINUIÇÃO

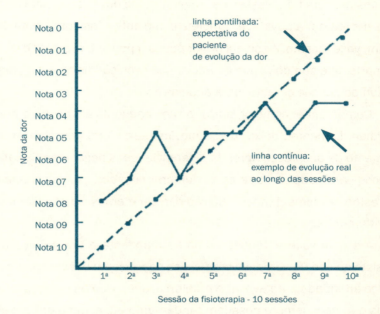

Gráfico representando o início da fisioterapia de um paciente com dor crônica tratado com exercícios e a educação em dor. A expectativa do paciente é de uma melhora linear, contínua. O paciente deve entender que o objetivo é que a dor na primeira sessão se reduza até a reavaliação, mas o intervalo entre esses dois pontos terão altos e baixos, e o que deve importar é a melhora atingida.

Sempre digo aos pacientes: "Não lhe transformarei em um super-herói imune a dores. Quero transformá-lo em uma pessoa comum, para quem as dores devem vir e ir embora".

E você mesmo, como paciente, pode gerenciar seus resultados em casa. Pode anotar as tarefas que não consegue realizar, dar a elas uma nota de zero a dez, sendo zero para o caso de não conseguir realizá-la, e dez se conseguir realizá-la plenamente. Assim, você passará a ter a ideia de que, quando conseguir realizar a tarefa pela metade, receberá nota cinco. Por exemplo: não conseguia enxugar as costas com a toalha pelas dores no ombro: nota zero. Passei a enxugar uma parte das costas: nota três. Passei a enxugar metade das costas: nota cinco. Passei a realizar a atividade completa como antes das dores: nota dez. Assim, você mesmo, ao se encorajar pouco a pouco a exercitar o corpo e a parte dele que dói, pode gerenciar sua evolução física e a melhora de sua percepção cerebral para aquelas dores.

Compreender como organizar o caos enquanto ele ocorre é a única saída. Lamentar, deixar de se movimentar, só irá perpetuar o seu momento de desprazer. Aprenda a gerenciar seus pensamentos catastróficos para poder voltar a se deslumbrar com sua existência apesar dos estorvos momentâneos, que vão parecer eternos, se você somente gravitar em torno deles.

Até aqui você entendeu como se manifesta a dor crônica que persiste ao uso do corpo, teve reflexões sobre como buscar a conduta clínica adequada para avaliar o problema, assimilou as crenças difundidas que nem sempre possuem fundamento ou, como a brincadeira do "telefone sem fio", acabam diluindo a realidade de certas convicções populares, e compreendeu os diferentes perfis de pacientes.

Nos próximos capítulos, apresentarei relatos de personagens reais. Para preservar o anonimato, no caso de meus pacientes, mantive apenas as iniciais de seus nomes.

Mas começarei com um sujeito de quem posso revelar a identidade: contarei a minha própria história.

COM SUA MATURIDADE, VOCÊ PODE AJUDAR O OUTRO COM SUA BAGAGEM DE REFLEXÃO.

COM SUA EXPERIÊNCIA PROFISSIONAL, VOCÊ PODE AJUDAR O OUTRO COM SUA HABILIDADE TÉCNICA OU CIENTÍFICA.

MAS SE VOCÊ JÁ TIVER SIDO EXPOSTO AO QUE VAI OFERECER, TERÁ A TRÍADE PERFEITA PARA O CUIDADO, POIS CONHECE O CAMINHO DAS PEDRAS.

CAPÍTULO 8: O PERFIL DEPRESSIVO – A HISTÓRIA DO MEU CAOS – NINGUÉM ESTÁ IMUNE

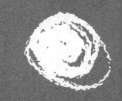

PEÇO LICENÇA, CARO(A) LEITOR(A) PARA CONTAR UM POUCO SOBRE A MINHA HISTÓRIA. SOU ROGÉRIO FERREIRA LIPORACI, NASCIDO AOS DEZESSEIS DIAS DO MÊS DE NOVEMBRO DE 1982, EM RIBEIRÃO PRETO, INTERIOR DO ESTADO DE SÃO Paulo. Filho de Jorge Jacob, bancário, descendente de sírios, e de Malú, 1,5 metro de pura vitalidade e um ligeiro excesso de cuidado comigo e meu irmão mais velho.

Não há do que me queixar da infância. Uma família imensa, que se reunia para cozinhar, todos juntos, os quitutes árabes. Fazíamos uma festa para reunir a todos com o pretexto de combinar como organizaríamos as festas de fim de ano. A alegria era a plenitude de nossos laços. Primos distantes pareciam irmãos, tamanha a nossa união.

Não nos faltava nada para comer ou vestir, apesar disso, meu pai tinha um hábito extremamente peculiar com os filhos: o de jamais nos servir financeiramente caso houvesse opções melhores para o que conseguiríamos por meio de outras frentes de esforço.

CAPÍTULO 8: O PERFIL DEPRESSIVO – A HISTÓRIA DO MEU CAOS – NINGUÉM ESTÁ IMUNE

Passei a juventude mergulhado em estudos. O resultado: o pódio em uma olimpíada de matemática promovida na Escola Estadual Alberto Santos Dumont, onde cursei o ensino fundamental. Como prêmio pelo meu desempenho na olimpíada, pude cursar, sem custos, o ensino médio em um dos melhores colégios particulares da cidade.

Ao decidir cursar Fisioterapia na Universidade de São Paulo, minha obstinação tornou-se ainda mais intensa. Foram quinze anos de foco absoluto. Mas toda essa pujança cerebral teve um preço, e o gatilho para meu colapso foi claro: a depressão pós-perdas, principalmente pessoais.

Qualquer perda afetiva era brutal para meu corpo. Doía. Era uma dor física, talvez tentando preservar minhas funções intelectuais, tão importantes para mim. Ao procurar poupar a cabeça a todo custo, meu corpo sofria uma dor difusa, insuportável, que aumentava a cada movimento.

Se precisasse usar meus braços para escovar os dentes, a dor não permitia. Se fosse caminhar, meus joelhos me impediam pela dor local. E na pior das perdas, aos meus 36 anos, quando o patriarca da família, meu querido avô, se foi, ao não suportar a dor física incapacitante aos movimentos, eu deitei. Desmoronei e não mais me levantei.

Por fora tentava manter a aparência de conseguir seguir adiante. Por dentro, uma sensação de vazio profundo, uma completa desconexão involuntária entre a vida e como meu ser passou a ser inserido nela. Tudo ficara custoso e sem razão de ser. O acordar no dia seguinte... para quê?! Para continuar a sentir a mesma dor que me corroía por dentro?

Sentia-me constrangido pelo que passava. Um dos erros do ser humano é ter vergonha de pedir ajuda, de perceber que precisa de algo.

Quando todo aquele lodo que se esparramava por meus sentimentos e pensamentos começou a se manifestar em minha condição física, por meio de dores pelo corpo, fraqueza generalizada, dificuldade

de caminhar, apatia... eu senti vergonha... e, em vez de procurar ajuda, me isolei. Abruptamente, nenhuma pessoa conseguia mais se comunicar comigo. Tentando me isolar para achar uma solução em mim
que pudesse extirpar aqueles sentimentos e sofrimentos, eu morria um
pouco a cada dia.

Eu tinha sede de viver, como meu avô, e a dor por sua perda era
tão grande que eu só queria arrancar de mim de alguma forma, sem
perceber que tentava exterminar minha própria vida. Foram três tentativas frustradas de suicídio.

Os cientistas diriam que fora aleatório, os religiosos que não era
o meu momento. Mas o fio do computador não suportou meu peso.
Meu pai ouviu e invadiu meu quarto, cortando o cinto que esganava
meu pescoço. A vizinha me desvencilhou do carro repleto de fumaça do
escapamento conectado ao interior pela mangueira de água do jardim.

Vale uma observação: quem tenta extirpar sua vida não o faz para
chamar a atenção. Eu garanto! Mas em meio à neblina que paira na
mente, por vezes não há forças para buscar métodos mais eficientes
de tirar de vez toda aquela dor. E no sofrimento entre a nostalgia de
viver feliz e findar o calvário, encaram-se os métodos que se tem às
mãos. E insisto: essa pessoa não é fruto de uma família desestruturada
e que não lhe deu o amor e atenção "ideais". Não julguem essas famí-
lias que já se dilaceram pela dor.

A essa altura eu já tinha perdido a noção do tempo, e passaram-
-se quatro meses desde que a dor não me permitiu mais caminhar
plenamente. Além do tempo perdido, dos meus 94 kg restavam 63 kg
em um corpo acostumado a praticar esportes e a uma vida extremamente ativa.

Trinta e três dias sem alimentos sólidos. Urinava em uma garrafa
plástica colocada pela minha mãe ao lado da cama.

O elo entre pais e filhos é divino... reflita sobre isso, seja lá qual
for a sua fé, caso a tenha. E, se não a tiver, pense que é algo tão forte e

CAPÍTULO 8: O PERFIL DEPRESSIVO – A HISTÓRIA DO MEU CAOS – NINGUÉM ESTÁ IMUNE

complexo que ainda não foi decodificado pela ciência. Talvez esteja relacionado ao nosso instinto animal, em que permitimos a aproximação do ser dominante. E ali, naquele momento, minha referência de uma conexão de amor inexplicável foi com minha mãe, mas podemos ver outras manifestações de afeto tão intensas e incompreensíveis quanto com pessoas que fazem em nós esse papel de cuidar de nossa vida, de nos querer bem.

Para minha mãe, minha mente lutava bravamente para dizer não, mas Dona Malú sempre vencia. Ela conseguia se aproximar, mas minha consciência já não compreendia minhas necessidades físicas. E eu perecia ali, com ela me visitando dia após dia, e em cada um deles eu negava ajuda, só buscava uma solução rápida para tanta dor, não conseguia enxergar que a solução estava em permitir que agissem por mim.

Antes de eu necessitar de cuidados diários pelo risco de morrer, todos os dias ela ia até minha casa. E eu pedia que fosse embora.

Não queria que ninguém me visse daquela maneira. Eu mesmo não aceitava o que passava. Não tinha domínio sobre a dor, e era orgulhoso demais para aceitar ajuda de alguém que pudesse me mostrar um caminho, seja qual fosse, remédio, fé, terapia, meditação, exercícios físicos ou mentais...

Minha mãe chegava e perguntava: "Posso entrar?". Eu respondia: "Melhor não". E ela voltava mais tarde e assim fazia todos os dias.

Quando debilitada pela depressão, a capacidade intelectual não consegue perceber como a pessoa é amada. Hoje posso enxergar como somos pessimistas com o mundo em que vivemos, achando que ao redor só há competição, inveja, desonestidade e mentiras. Não se engane. O mundo ainda é feito de amor, de boas pessoas, que lutam bravamente para continuar espalhando essa energia. Podemos perder uma batalha aqui, outra acolá, mas o clichê é real: o amor vence no fim.

Incessantemente, uma enxurrada de pessoas começou a me mandar algum sinal de boas vibrações, carinho, afeto e algo crucial para um ser em depressão: a mensagem que minha presença era necessária neste plano da Terra. A essa altura, em uma doença grave como a depressão, eu aconselho: Você quer auxiliar uma pessoa a iniciar a longa saída da falta de vontade de viver? Mostre-lhe quanto ela é imprescindível neste mundo. Relembre suas histórias junto com você, diga como aqueles momentos seriam menos alegres se tivessem sido vividos sem a presença da pessoa, demonstre como alguns sucessos alcançados por você não teriam sido obtidos caso a pessoa não estivesse de alguma forma presente. Esses momentos existem, mesmo sem percebermos.

Todos nós já demos um adeus caloroso a um amigo e fomos embora seguros de que no futuro aquele momento poderia voltar a acontecer, já presenteamos uma pessoa e a fizemos sorrir... enfim, todos que convivem com amor serão sempre imprescindíveis, e talvez esses momentos tenham mudado o curso de nossa existência... e mudaram, tenha certeza disso. Então, sente-se ao lado da pessoa, rememore os momentos, ajude-a a exercitar o pensamento com boas lembranças e a entender como seria aquele momento se ela não estivesse ali. Mostre que ela é insubstituível!

Na última tentativa de autoextermínio e com a enorme quantidade de mensagens de carinho que entendi serem direcionadas a mim, a luz surgiu por meio de duas pessoas que não são profissionais de saúde, mas que hoje percebo que foram autodidatas na área da educação em dor.

Em um primeiro momento, bate à porta uma velha amiga com quem não me encontrava havia tempo, pois nem a saudade mútua conseguia abrir espaço em nossas rotinas. Mas, naquele momento, um ser iluminado percebe a energia de outro, que parece ter a chama se apagando, e eis que Michelle surge em meu portão e grita pelo meu nome.

CAPÍTULO 8: O PERFIL DEPRESSIVO – A HISTÓRIA DO MEU CAOS – NINGUÉM ESTÁ IMUNE

Escuto ao longe aquela voz, e talvez tenha percebido ali que toda a distância física que tivemos por meses fora algo providencial, que me estimulou a me levantar e ir ver discretamente pela fresta do vidro da sala de quem era a voz conhecida.

Percebendo a minha presença, Michelle disse: "Rogério, vim aqui só para você partilhar comigo toda a sua dor".

Naquele período, eu me limitava a fazer alguns movimentos curtos e rápidos e voltava para a cama o mais ligeiro que pudesse. No entanto, abri a porta e ela imediatamente veio me abraçar. Uma atitude tão intensa que, ao tomá-la, cravou as unhas nas minhas costas, como se estivesse aliviada de me ver vivo. E chorou baixinho.

Foi o encontro mais divino que já tive na vida. Um sinal de que eu era maior que a dor, que, por ora, não conseguia enxergar.

Despedi-me já com o intuito de voltar a me deitar e desistir. Porém, ao mesmo tempo, surgia um conflito em mim, o despertar de um desejo ainda inconsistente de lutar para seguir adiante. A vontade de encontrar um motivo que me fizesse vencer a desarrumação de minha integridade física e mental.

E eis que surgiu o gatilho que faltava para que eu colocasse a vivência como plano central de meus objetivos, fosse ele com qual dor tivesse que conviver e superar. Novamente veio da fraternidade, da benquerença que chegou à minha porta.

Apenas algumas horas depois da visita de Michelle, Iuri, um amigo de quase duas décadas, batia palmas no meu portão. Ele sempre foi grato por eu ter um dia tratado uma grave lesão de joelho que ele sofreu e que necessitaria de cirurgia. Porém, o tratamento conservador não cirúrgico conseguiu trazer suas funções físicas à plenitude. Na ânsia de retribuir o que ele julgava que um dia eu havia feito por sua saúde, Iuri esbravejava diante de minha casa, repetindo: "Abra, Rogério, só saio daqui se falar com você. Vamos conversar e depois vou embora".

Diante da insistência, resolvi ceder. E ele me disse: "Rogério, estou aqui para te ajudar a sair da inércia". Cara leitora e caro leitor, guarde bem esta expressão: "sair da inércia", no sentido de me auxiliar por meio de um esforço externo a sair da posição em que eu estava em relação ao mundo, da passiva, estática, para a dinâmica, em movimento.

"Você sabe de sua capacidade física e intelectual. É fantástico no que se dispõe a fazer, e neste momento precisa apenas ouvir alguém de fora que confia nessas capacidades. Por isso, estou aqui, para te tirar da inércia e ser seus braços para a retomada de sua vida. Tenho certeza de que em pouco tempo, depois de tirar essa dor do seu foco, você irá acelerar de novo. Quero colocar gasolina no avião, fazê-lo taxiar e depois você já estará apto a voar novamente."

Alguém de fora do problema, mas com um coração recheado de sensibilidade, permitiu que eu pudesse, por suas mãos, retomar cada projeto científico, corrigir cada plano de negócio que estacionara desde minha perda. E Iuri me fez mais uma exigência: "Preciso que você faça caminhadas diárias comigo. Você precisa tomar vento no rosto, escutar as buzinas dos carros, sentir cheiro de perfumes, ver cachorros passeando com os donos. Precisa se oxigenar. Vamos aos poucos, cinco minutos por dia, e aumentando a distância de acordo com seu conforto comigo".

E assim fizemos. E eu renasci.

A dor estava no palco do teatro da minha vida, e eu me mantinha sentado na plateia, assistindo à depressão consumir a mim e a minha capacidade de me movimentar e às oportunidades profissionais indo embora. No entanto, passei a ser o protagonista do mais lindo espetáculo do qual podia participar: o de estar vivo e consciente de como controlar os rumos das minhas emoções e das minhas dores.

Eu mesmo sou o perfil depressivo de dor crônica que afetou minha habilidade física. Uma depressão como gatilho, não tratada previamente, que fora o substrato ideal para uma dor persistente se instalar em todo o meu corpo.

CAPÍTULO 8: O PERFIL DEPRESSIVO – A HISTÓRIA DO MEU CAOS – NINGUÉM ESTÁ IMUNE

Mas consegui sair com exposição gradual, avaliando as ameaças, que não passavam de temores, sem lesões em meus tecidos. Esse foi meu combustível e serviu como base para que hoje eu possa tratar, treinar, reeditar essas memórias traumáticas e dificuldades dolorosas das pessoas por meio da minha profissão, algo pelo que tanto lutei para exercer. E esse êxito não poderia ficar encarcerado em mim, se sei como oferecê-lo aos outros e ensiná-los a tirar a dor crônica do primeiro plano de suas existências.

Minha dor começou na mente e tomou posse do corpo. Sua dor física começa nos tecidos do corpo e invade sua mente, deixa opaca sua luz. No final, ambas contaminam o físico e as emoções, mudando apenas a ordem do que começará a nos algemar ao que gostaríamos de ser. Isso ocorre com base no que já fomos e nos impede de vislumbrar que qualquer dificuldade é menos valiosa do que continuar a caminhada.

Devemos honrar a nossa fé, seja qual for, mesmo que seja em uma existência feliz, por nossa família, por aqueles a quem somos gratos e por nosso esforço de anos para chegar onde estamos, ou tudo isso junto! Assim, temos a preciosa chance de ser melhores que nosso passado, lapidando virtudes, construindo desafios, contemplando plenitudes que antes não contemplávamos e que, por isso, sem novas possibilidades, achávamos que era o fim.

Não é! Não será!

Minha meta de vida agora é fazer outras pessoas saírem da plateia e voltarem a ser protagonistas de sua vida, porque eu sei pelo que passam.

A ANSIEDADE É UMA VIAGEM REAL NO TEMPO. É TRAZER UMA AÇÃO A SER FEITA NO FUTURO PARA O PRESENTE, E ASSIM PENSARMOS NAS ARMAS PARA PRODUZIR ESSA AÇÃO. PORÉM, AO TRAZER PARA O PRESENTE, NÃO PODEMOS POLUIR O HOJE COM AS ANGÚSTIAS DE ALGO AINDA A ACONTECER.

CAPÍTULO 9: O PERFIL ANSIOSO – A CAMINHADA DE SALTO ALTO NA ESTEIRA ERGOMÉTRICA

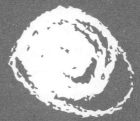

F.C., SEXO FEMININO, 42 ANOS, PUBLICITÁRIA, CASADA, SEM FILHOS. UMA MULHER DE ESTATURA MEDIANA, CORPO EQUILIBRADO, SEM SOBREPESO. F.C. TINHA UM SENSO DE HUMOR ÁCIDO POR CAUSA DE SEU ALTO NÍVEL DE EXIGÊNCIA PESSOAL e do que esperava das pessoas. Sempre falava o que pensava, e seu rigor era comumente mascarado com uma pitada de comicidade.

Uma mulher incrível, sempre generosa em apontar o que a incomodava nas relações interpessoais. Para alguns, pode parecer arrogância, "nariz em pé", mas se engana quem pensa assim. Dar a chance de o outro enxergar no que pode estar se equivocando é um ato de altruísmo. O ser humano só poderá melhorar seus atos, sejam no trabalho, sejam no afeto, se lhe for permitido enfrentar uma opinião sincera e amável, sempre com um debate doce e justo. Ela dizia: "Não estou sempre certa, mas ser sempre excessivamente honesta com o que sinto aprimora minhas reflexões futuras e estimula minha humildade em aceitar o contraponto". E assim era F.C., tentando extrair o melhor das pessoas e dela mesma.

O marido, um executivo de multinacional, mudava-se a cada dois anos de país para cumprir compromissos profissionais em filiais da corporação. Para acompanhá-lo, F.C. deixou a carreira de lado. Abdicar da carreira profissional em prol do sonho do outro foi uma escolha consciente, mas que deixou marcas.

Ela se tornou uma mulher com nível de ansiedade alto, com pensamentos repetitivos sobre o que fazer caso o casamento um dia acabe. Afinal, ela estaria há anos deslocada do mercado de trabalho, mesmo tendo um casamento estável e feliz. Era o "excesso de futuro", o juízo antecipado em seus pensamentos.

Não estamos aqui para julgar suas escolhas. Ela fez o que achava certo. Ponto. E teve êxitos com a opção que escolheu. Construiu a vida com base no que desejava. Pensar que cometeu um erro é não ser justo com o próprio julgamento, com a análise à época das circunstâncias e mais que tudo: rodear as queixas atuais em face de um futuro condicional, que não ocorreu e que não sabemos o que nos espera.

Ela poderia ter-se tornado ansiosa pela manutenção de sua trajetória de antes, e valeria culpar sua escolha? Sabemos o que nos espera apenas no caminho que escolhemos. E, mais, apenas depois que o percorremos. Construí esse pensamento pessoal com base na convivência com tantos casos de pacientes que pelas atribuições do presente culpam o passado e, com isso, se atrapalham em como traçar o futuro.

No Dia dos Namorados de 2015, enquanto morava na Costa Rica, lindo país da América Central, F.C. participou de um jantar com o companheiro em que ficou sentada por duas horas. Ao se levantar, F.C. sentiu fortes dores no joelho direito, que estava inchado após a mudança de postura.

CAPÍTULO 9: O PERFIL ANSIOSO – A CAMINHADA DE SALTO ALTO NA ESTEIRA ERGOMÉTRICA

Ela procurou prontamente um serviço médico local especializado, que solicitou que ela permanecesse sem descarregar peso na perna dolorida por três semanas.

Após esse período, caminhando com o auxílio de muletas, ela retornou ao médico. A orientação, sem qualquer avaliação física robusta ou exames complementares que justificassem a deliberação, fez com que ela não conseguisse mais andar. F.C. passou a utilizar cadeira de rodas.

Nesse momento, a vida começou a ficar mais cinza. A ansiedade aumentou pela angústia de querer respostas sobre uma dor no joelho que piorou exponencialmente.

F.C. procurou então um serviço de fisioterapia local, que teve êxito em refazer sua capacidade de caminhar, porém as dores já estavam instaladas. Era pouco para alguém tão exigente.

Sentar-se e levantar-se eram atividades custosas. Os esportes praticados semanalmente, musculação e *wakeboard* (um tipo de surfe puxado por uma lancha), já não faziam parte de sua rotina devido às dores. A reabilitação que a ajudou a caminhar novamente estagnou-se nesses ganhos, e o medo de se movimentar e as dores piorarem tomou conta do primeiro plano de seus pensamentos. Todas as tarefas eram previamente analisadas pelo cérebro na tentativa de descobrir se produziriam dores ou não, mediante suas convicções e emoções.

Só de pensar, meu amigo e minha amiga, que um movimento ou postura que você ainda nem realizou vai invocar a dor, você já preparou todo o ambiente físico e mental para doer... seu corpo rateia em esticar o braço, a perna ou o que for. Os músculos ficam mais tensos que o necessário... o medo toma conta das emoções e, assim, os riscos de realmente doer são grandes.

Com o receio de que se movimentasse produziria mais dor, ela não cumpria seus afazeres como antes. Deixou a vida social de lado.

Tarefas cotidianas que envolviam a perna afetada eram descartadas ou realizadas a um custo altíssimo. Isso a desestimulava cada vez mais, já que ficava sem ver uma solução palpável no horizonte e, ao mesmo tempo em que era desestimulada, ficava ainda mais ansiosa: "Já pensou como será se eu ficar inválida, sem carreira, sem nada?", ela repetia para si mesma.

O cérebro criava um ambiente perfeito para que fossem amplificadas as sensações vindas dos tecidos, até então sem diagnóstico final, mas possivelmente lesionados no joelho.

Assim, as ameaças no joelho passaram a moldar seu sistema nervoso, impulsionado por seu medo, suas crenças, seus costumes e pensamentos, que fizeram as percepções dolorosas se perpetuarem aos movimentos, independentemente do que acontecia nas estruturas físicas envolvidas lá no foco inicial da dor. Com o passar do tempo, seus tecidos provavelmente já estariam resolvendo aquele problema local, com o combate do próprio organismo, de maneira fisiológica. No entanto, sua exposição aos movimentos não era mais a mesma, e seus músculos se tornavam cada vez mais destreinados. As dores aumentavam e criavam mais ansiedade pelo desamparo de não encontrar uma solução.

Alguns meses depois, ainda com a sensação de "derrapar" no tratamento, de não evoluir, F.C. retornou ao Brasil em razão de mais uma transferência do marido. O tratamento prévio era pautado em remédios contra a dor que cada vez faziam menos efeito. Havia ainda a fisioterapia, com objetivo apenas de encontrar um culpado para as dores considerando apenas o joelho, ou seja, algum tecido avariado naquele local, sem ainda levar em conta outras fontes possíveis para as queixas.

A agonia aumentava. O paladar para saborear o que antes a entusiasmava na jornada era agora mais amargo.

Aqui no Brasil ela buscou novamente uma opinião médica, que a diagnosticou com a síndrome da dor patelofemural, um problema no joelho que acomete mais mulheres que homens (duas mulheres para cada homem). De causa incerta, o problema desafia o entendimento

CAPÍTULO 9: O PERFIL ANSIOSO – A CAMINHADA DE SALTO ALTO NA ESTEIRA ERGOMÉTRICA

médico, pois não sabemos o que pode realmente ser a causa das dores, uma vez que os exames de imagem não apontam alterações condizentes com as queixas que se exacerbam em tarefas do dia a dia, como caminhar, sentar e levantar, subir e descer escadas.[1]

Com esse diagnóstico, F.C. foi novamente encaminhada para a fisioterapia, onde recomeçou a saga de encontrar a solução para a dor. Foram mais de duzentas (isso mesmo, duzentas) sessões ao longo de 2016 e meados de 2017, nas melhores clínicas da capital paulista. Sem sucesso.

Uma virtude de F.C. era a perseverança. Ela relata que: "Se me foi dada uma missão, devo cumprir". Isso mostra como a preocupação de um ansioso com o futuro pode ser direcionada para objetivos positivos.

Mas ainda havia um problema: a fisioterapia que lhe foi oferecida buscava a cura a todo custo de possíveis anomalias que o joelho vinha apresentando. Anomalias comuns para a rotina de atividades e para sua idade, que também estão presentes em pessoas sem dor no joelho, pois os exames não apontavam nada de anormal. Essas alterações eram uma força física depreciada, um encurtamento muscular aqui e acolá. Como então não considerar que as causas da intensidade de suas dores pudessem estar em outros locais distantes do joelho ou mesmo que as emoções, o medo, os hábitos e as crenças não pudessem estar participando da construção daquela percepção dolorosa?

Um dia, o profissional de saúde, que a acompanhava e conhecia o meu trabalho focado em exercícios com a educação em dor, sugeriu que ela me procurasse para avaliá-la.

Em um relato posterior, F.C. confidenciou que seria sua última tentativa de solucionar o problema. Se depois de passar por mim não obtivesse

---

[1] STEFFENS, D. *et al*. Prevention of Low Back Pain: A Systematic Review and Meta-analysis. *JAMA Intern Med*, v. 176, n. 2, p. 199-208, 2016.

êxito, desistiria de lutar contra as dores e deixaria o problema seguir seu curso até onde suas faculdades físicas e mentais permitissem.

Ela se dirigiu à clínica e não me encontrou, pois não era meu dia de atendimento. Como já estava ali, ela então solicitou minha presença, se sentou e me esperou por quase uma hora. Dirigi-me à clínica e encontrei em minha sala uma mulher de olhos marejados. No ócio da espera, seu cérebro lhe mostrava quantas vezes em vários anos tinha passado por aquele momento, de espera, de busca de uma resolução.

Escutei sua história sem pressa. Era o momento de eu vivenciar aquela dor para poder identificar em mim seu sentimento. Nestas horas, nós, terapeutas, devemos sentir aquela conexão de que faltam apenas as armas certas que nós, fisioterapeutas, que tratamos além do físico, mas também pelo físico tentamos atingir a mente temos para o paciente acertar o alvo e, assim, quebrarmos esse ciclo vicioso da dor. E a paciente deve sentir que somos a pessoa para tal missão.

Você, leitor, precisa perceber a empatia que o profissional de saúde tem com o que você sente. E você, profissional de saúde, precisa treinar a desenvolver empatia com o sofrimento do outro, caso contrário, se pautará nas experiências de como você enfrentaria um problema similar. Com isso, nem sempre vai valorizar o desassossego que inunda a pessoa que lhe suplica ajuda.

O momento inicial da sinergia entre o terapeuta e o paciente é essencial para o sucesso do trabalho a ser proposto. Parte da técnica do compromisso deve começar nesse momento. Sem o engajamento do terapeuta, a confiança do paciente permanece rasa. Por isso, a terapia começa naquele início. E, paciente, não hesite em procurar outro profissional caso não sinta naquele que o atende o mergulho em suas emoções.

Após a avaliação física inicial, voltei a atenção a uma parte crucial da chegada à fisioterapia: a coleta de suas queixas. "Quais são suas queixas principais além das dores no local?", "O que mais a incomoda?", perguntei-lhe.

CAPÍTULO 9: O PERFIL ANSIOSO – A CAMINHADA DE SALTO ALTO NA ESTEIRA ERGOMÉTRICA

A resposta de F.C. foi que ela gostaria de ter menos dores no joelho ao realizar movimentos básicos e, se possível, voltar a praticar esportes. Afirmou que se sentia menos feminina por não poder mais usar sapatos de salto alto, abolidos desde o início das dores e cujo último uso foi em uma tentativa frustrada no réveillon de 2015 por apenas cinco minutos. Após esse curto período, teve que retirá-los.

Tracei um plano de metas realista, expondo técnicas que poderíamos utilizar, algumas descritas nos capítulos anteriores: fortalecer os membros inferiores e o tronco, oferecer algum tipo de exercício aeróbico para o condicionamento global, repetições de tarefas que exacerbavam o medo de doer mas realizadas em situações e posturas mais simples e confortáveis, além do debate diário para que entendesse o que se passava, entendesse sobre a desordem que a acometia, o que ocorria (ou melhor, o que não ocorria) em seus tecidos, confrontasse suas convicções traumáticas que relacionavam o uso da perna à "piora" da lesão e todo debate que pudesse mostrar a realidade do que ela tinha e cada etapa que percorríamos juntos.

Também procurei confortá-la ao dizer que outras pessoas, mais do que ela imaginava, partilhavam do mesmo problema, ou seja, ela não estava só, mas o sucesso dependeria de sua plena abertura física e mental para as proposições, todas pautadas pelo conhecimento do terapeuta em adequá-las aos limites do paciente. Deixei-a ciente de que as dores ao movimento são tratadas com movimento, e que ela podia ver o efeito devastador que o inicial repouso descabido fez com seu corpo.

Exercícios + educação em dor como alicerce do processo.

Educar é manter a concentração do paciente em cada ponto da dinâmica do tratamento, fazendo-o entender essa dinâmica e criando a autorresponsabilidade de integrar o sucesso e as condutas. Além disso, também tem a função de incentivar a compreensão do papel das emoções e das memórias traumáticas relacionado aos movimentos no

ACREDITE: A VIDA SEM DOR É POSSÍVEL

desenvolvimento do desconforto, do medo, dos hábitos e das crenças que pioram a relação entre o físico e as atividades diárias e que podem ser mais compreendidos por meio da exposição paulatina a atividades temidas, para serem modificados durante o uso do corpo.

Ela topou o desafio e nós iniciamos o trabalho em sessões diárias cinco vezes por semana.

O universo físico de F.C era preenchido por fraqueza em músculos importantes e falta de flexibilidade na perna com dor. Talvez as deficiências presentes no físico fizessem parte da produção do desconforto, mas a percepção dolorosa do cérebro não se pauta só no que é real, contempla também a área virtual do corpo, a esfera mental, e, nesse caso, um temor excessivo para realizar certos movimentos, convicções infundadas de que se os realizasse poderia piorar os tecidos do joelho. Ela também relatou dificuldades no sono e o uso de medicação para permitir uma noite mais revigorante. Havia excesso de atividades em sua agenda, talvez na tentativa de dar sentido à sua vida, e isso aumentava sua ansiedade, pois não conseguia cumprir todas devido ao desconforto, mas também não tentava adaptá-las ou diluí-las ao longo de mais horas ou dias.

Tudo o que eu notava e traçava como objetivo era sempre muito explicado e debatido com a paciente. Serve para você também: clareza na realidade da informação é essencial para treinar a mente a não interpretar o movimento no local como "ameaça e iminência de piora da lesão"; devemos buscar a informação correta para formular convicções, hábitos, costumes e pensamentos, isso pode evitar que o inconsciente não produza tamanho o medo e dispare alertas de dor frente ao que acha que o ameaça. É importante treinar a mente com a informação correta, que um profissional capacitado nesse tipo de treinamento pode repassar, pois por emoções latentes e crenças indevidas e por não estar familiarizado com interpretações médicas

146

CAPÍTULO 9: O PERFIL ANSIOSO – A CAMINHADA DE SALTO ALTO NA ESTEIRA ERGOMÉTRICA

específicas sobre o que lhe acomete, o paciente pode acreditar que se movimentar piora seu joelho e consolidar a imagem cerebral da dor ao movimento, como aconteceu nesse caso.

E não é verdade.

Eu pedia sempre "uma chance" de realizar um movimento do qual ela tinha medo e pelo qual sentia dor, só que executá-lo de forma mais simples e menos temerária, mas que utilizasse a perna de maneira similar ao movimento que despertava suas memórias traumáticas. É sempre indicado obter a confiança para que seja permitida a exposição ao gesto carinhosamente pensado para trabalhar aquela perna tentando driblar as memórias perturbadoras. Ao iniciar as tarefas com queixas mais brandas, eu ganhava mais sua confiança, e ela aceitava cada dia mais a evolução dos exercícios para um nível mais desafiador.

Eu a expunha a tarefas simples e fortalecia os músculos vizinhos ao joelho. Ia "comendo pelas beiradas" com o objetivo de criar memórias mais suaves em relação ao ato de se movimentar enquanto a expunha a exercícios cada vez mais próximos às tarefas cotidianas que lhe eram dolorosas no passado. Essa evolução era lenta, pouco a pouco, para que fosse imperceptível. Para que ter pressa? O melhor é garantir que o próximo nível seja confortável. Talvez aproveitar um bom momento da paciente e exigir demais possa sensibilizar exageradamente seu sistema nervoso. Para cada paciente, há uma conduta particular. Com ela, eu não podia ter pressa, tinha que quebrar o ritmo do perfil ansioso que acelerava seus pensamentos, e uma inflexão brusca no quadro de alívio da dor, mesmo sabendo que nada estaria ocorrendo de ruim em seu joelho, poderia desestabilizá-la a ponto de desistir.

Se anteriormente agachar lhe causava desconforto, imitávamos o uso das pernas em uma tarefa similar. O exercício físico bem planejado, com foco nas queixas do paciente e com uma exposição inteligente feita a ele, tem o poder de colorir as capacidades físicas do indivíduo e de sua confiança em se movimentar, aquilo que antes era cinzento pela expectativa de sempre doer ao usar aquela parte do corpo.

Tudo era observado por mim, não somente a parte física, mas também qualquer fragilidade que impactasse a parte física. Até mesmo a decepção de não ter conseguido dar banho em seu cachorro no dia anterior a uma de nossas sessões. Eu ouvia o que acontecia e na clínica treinava exposições aos movimentos que tivessem sido dificultosos em sua rotina. Tudo para encorajar, enquanto, além de fortalecer o corpo, ela aprendia mais sobre si e sobre o que era seu problema.

Minhas metas a longo prazo eram de pleno retorno a tudo o que ela fazia antes. E digo a vocês, amigos leitores: para todos os pacientes coloco a meta de voltar a realizar o que faziam antes. Por quê? Sou um mágico? Faço cadeirantes acreditarem que voltarão a andar com promessas infundadas? Não, claro que não. Apenas sei que todo corpo pode fazer o que quiser e o que lhe der prazer, nem que para isso precisemos adaptar as tarefas. O famoso físico teórico Stephen Hawking continuou brilhante e pujante mesmo chegando a ter no corpo um ÚNICO músculo sobre o qual conseguia ter controle voluntário dos movimentos, o da sua bochecha. Ainda assim, foi capaz de fazer coisas incríveis, se comunicar com o mundo e nos brindar com sua genialidade.

Podemos e devemos conseguir. Mas nem sempre é fácil conseguir sozinho. Às vezes será necessária a ajuda de um livro como este para começar a lhe mostrar um caminho, ou um profissional para orientar uma mente poluída de sofrimento sobre as habilidades ainda presentes e em que nível podem ser evocadas para retomar o caminho da plenitude física. E foi assim com F.C.

A certa altura, queria evocar nela os gestos de seu esporte preferido, o *wakeboard*. É necessário saltar quando se está com uma

CAPÍTULO 9: O PERFIL ANSIOSO – A CAMINHADA DE SALTO ALTO NA ESTEIRA ERGOMÉTRICA

prancha atada aos pés para conseguir se desvencilhar das oscilações do espelho d'água, então a preparei para treinar os saltos em uma cama elástica, como aquelas que equilibristas utilizam para amortecer os saltos. (Ela absorve parte dos impactos devido às molas, que dão mais conforto e segurança à execução.) Precisava expô-la a isso ali comigo e repetir, repetir, repetir até que voltasse a ter confiança em realizar longe de mim quando quisesse retornar à prática esportiva.

A paciente em cima do equipamento ameaçou fazer... mas não conseguiu. Ela travou. Tentou de novo, com um impulso maior, mas no momento em que o pé deveria se desgrudar do trampolim para o salto, travou novamente. Nesse instante, ela começou a chorar. Colocou as mãos no rosto como se pensasse: "algo tão simples e meu corpo não quer responder".

Quando suas memórias traumáticas tentaram entrar em ação, meu cérebro precisou assumir o controle da situação. Pedi que apenas me escutasse: "Fique tranquila, confie em mim, a cama elástica tem molas (bato meu calcanhar na cama elástica) e elas vão absorver o impacto desse seu movimento que será muito pequeno. Caso você sinta algum desconforto, nós paramos na hora".

A paciente respirou fundo, tentou novamente e, dessa vez, conseguiu. Dois saltos pequenos foram suficientes para que fizesse saltos na maior amplitude que sua musculatura e seu equilíbrio permitiam.

Deixo o registro aqui de que foi a cena mais emocionante da minha vida profissional. Das lágrimas de dois minutos antes para aquela vontade de saltar com a plenitude que ela tinha no momento.

Foi simples e incrível. Apenas o terapeuta e o paciente sabem da importância de um momento como esse e de todo o esforço necessário para nos desvencilharmos das amarras das memórias negativas de um gesto que antes produzia medo da dor, gerando o encarceramento físico, emocional e social.

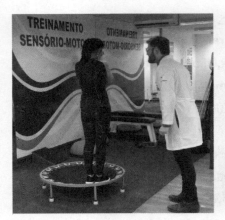 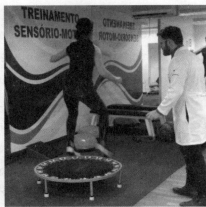

F.C., se acaba em lágrimas ao não conseguir realizar a tarefa, mas, após alguns minutos de orientação, ela consegue.

Cada evolução é uma vitória.

Nesse ponto, eu já conseguia dar força àquelas estruturas do joelho de F.C., fracionando os movimentos curtinhos até conseguirmos realizar com toda a amplitude de movimento possível. Começamos com uma intensidade de esforço baixa, e estávamos chegando a uma intensidade que ela julgava ser próxima da anterior ao seu martírio.

Um vigor ainda menor, mas suficiente para encorajar a paciente, a ponto de, por exemplo, um dia ela chegar à reabilitação e me propor: "Quero me programar nos próximos dias para fazer alguns minutos de *wakeboard* de verdade".

Esse é um momento ímpar da reabilitação, quando o paciente que até então apenas aceitava as proposições do terapeuta passa a propor seus desafios.

Saliento aqui que é o que torço para o paciente conseguir produzir em si. Trata-se do resultado do tratamento quando ele é bem orientado por um profissional de saúde. É preciso, no entanto, que você tenha informações sobre seu problema que tem e sobre como resgatar de si o domínio sobre as tarefas que envolvam o local de dor. Deve ainda

CAPÍTULO 9: O PERFIL ANSIOSO – A CAMINHADA DE SALTO ALTO NA ESTEIRA ERGOMÉTRICA

possuir a compreensão de quais são seus limites naquele momento e a consciência de que estar com certos limites físicos não significa a impossibilidade de, pouco a pouco, evoluir na produção de um movimento agradável.

Se não é ainda agradável executá-lo, devido a algum desconforto, que seja prazeroso por representar o domínio de suas ações, sem a necessidade de manter a limitação daquele pedaço de nós que dói. Isso é autorresponsabilidade associada à confiança. Algo que também pode emergir de você nesse momento, aqui comigo, refletindo sobre como cumprir suas atividades enquanto lê sobre a maneira como outras pessoas venceram seus limites e tentando assimilar o que possa ajudá-lo.

Essa proposição de F.C. de tentar retornar ao esporte foi um excelente sinal de que novas memórias, menos ameaçadoras, foram produzidas para aqueles gestos no cérebro. Isso diminuía a descoordenação das sensações que encaminhavam sempre um estímulo de ameaça para seu sistema nervoso, que, acuado, devolvia produzindo a dor.

A partir daí, as sessões de exposição ao exercício foram voltadas à simulação plena de seu esporte, a fim de maturar ainda mais sua confiança: equilibrava-se sobre superfícies instáveis para simular a flutuação na água... eram saltos e malabarismos que ela dizia que sempre realizava ao praticar a modalidade de que tanto gostava.

No final de semana seguinte, recebi um vídeo de três minutos de duração em que F.C. surgia deslizando sobre as águas de uma represa vizinha à cidade de São Paulo.

Ela estava voltando! Voltando ao esporte? Muito, mas muito mais que isso. Voltando à vida.

Estávamos em janeiro de 2018, seis meses haviam se passado desde o começo de nossa reabilitação. Faltava inserir mais uma tarefa para iniciarmos o refinamento terapêutico: o uso do salto alto.

Na coleta da história, no momento da entrada para o tratamento, ela havia relatado que conseguira usar salto por apenas cinco minutos na última tentativa. Era a informação de que eu precisava.

Se havia utilizado por cinco minutos, ali estava o tempo máximo de exposição que eu deveria considerar, a fim de não entrar em rota de colisão com as memórias traumáticas daquela tarefa. Ela já havia conseguido os cinco minutos, então começaríamos por essa marca.

Percebam, cara leitora e caro leitor, como é interessante compreender quando as dores surgem, em que momento, para tentar manter ao menos o que ainda se consegue realizar, mesmo que seja por pouco tempo? A partir dali, com calma e em pequenas doses, conseguimos evoluir esses limites.

Sugeri algo inusitado para os padrões comuns de clínicas de fisioterapia, onde os equipamentos são utilizados somente para ganhar músculos ou para treinos aeróbicos, voltados à resistência.

Tenho que ir além e utilizar tudo o que estiver ao meu alcance para avançar o tratamento, cuidando não só da lesão, mas exercitando também o comportamento do paciente por meio do exercício. Por isso, solicitei: "Traga um sapato de salto alto, porque vamos fazer esteira ergométrica com ele".

Ela se espantou, com base na quebra de paradigma em relação às clínicas de reabilitação que havia frequentado antes, onde esteiras ergométricas eram apenas para treinamento do "fôlego" ou fins esportivos.

De pronto rebati: "Vou utilizar a esteira como forma de educar seu cérebro a entender que não há perigo em usar salto se seu corpo for preparado para receber essa tarefa".

Nesse momento, quase tivemos um problema. A paciente tinha doado toda a sua coleção de sapatos. Ela achou que nunca mais os usaria e, para não se entristecer ao abrir o armário e vê-los sem poder utilizá-los, preferiu se desfazer deles.

Tudo bem: ela ainda tinha um par.

"Traga-o", falei.

E assim começamos.

CAPÍTULO 9: O PERFIL ANSIOSO – A CAMINHADA DE SALTO ALTO NA ESTEIRA ERGOMÉTRICA

Apenas cinco minutos, nem um minuto a mais. Mas, com o conforto da exposição simulada na clínica, a cada sessão pedia um minutinho de caminhada a mais. Pouco a pouco, ela passou a caminhar cada vez mais tempo sem dores. Dali em diante, sugeri que se expusesse pelo mesmo tempo em outros ambientes, longe da minha presença, para consolidar o conforto da ação, antes temerária e dolorida, mas que com a repetição exaustiva na clínica passou a se tornar exequível.

Conseguimos!

E você também pode se encorajar a adaptar tarefas como essa em sua casa. Teve no passado alguma entorse no tornozelo, ou o joelho dói e seus exames mostram que o exercício é o melhor remédio? Encoraje-se! Entenda quais são os seus limites para realizar certos movimentos e por quanto tempo consegue realizar algumas tarefas sem dor ou com queixas pequenas.

A partir desses pontos, você começa a se expor aos movimentos, mantendo por alguns dias dentro do que suporta, até que seus medos diminuam e você se sinta mais encorajada(o) a ir além: consegue se sentar no sofá por dez vezes seguidas sem dor no joelho ou com uma dor sutil? Faça dez repetições, três vezes ao dia, até que essa execução fique muito fácil ou indolor. Depois passe a realizar quinze vezes seguidas. Quinze foi muito? Passou da conta? Não se desespere. Tente então fazer doze repetições. Já será maior que as dez anteriores, e pouco a pouco você poderá se sentir mais confiante, mesmo que a evolução seja assim, de grão em grão.

Serve para movimentos no ombro, que pode ser acometido por dores, ou na coluna. Basta dar a chance de realizar o gesto iniciando de um ponto em que consiga fazer repetidas vezes. Pouco a pouco, garanto, você terá mais movimento no corpo, com a dor sendo comandada por você, do que queixas de sofrimento, quando é a dor que o comanda.

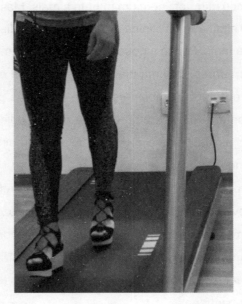

Nossa saga de caminhar na esteira ergométrica com sapatos de salto alto.

As dores de F.C. já não eram mais o foco de sua rotina. Voltaram as inspirações, e o eixo agora era cumprir tarefas com o uso do corpo, em vez de ter pensamentos repetitivos e catastróficos tentando antecipar se seria hábil ou não para cumprir uma tarefa.

Havia chegado a hora de abrir totalmente nosso arsenal terapêutico para exercícios livres, em amplitudes completas. Assim, passamos a realizá-los e, se algum desconforto surgia, adaptávamos levemente, sem gerar sensações de ansiedade exagerada e comportamentos amedrontados.

Vencemos!

Aqui temos um perfil de paciente ansioso cujos pensamentos acelerados atrapalhavam o enfrentamento inicial do quadro doloroso, o que facilitou a progressão das dores crônicas. Mas houve possibilidade de reverter essas pensamentos mal-adaptados, transformando-os em uma ansiedade de cumprimento de metas e objetivos positivos para suas tarefas e capacidades funcionais.

CAPÍTULO 9: O PERFIL ANSIOSO – A CAMINHADA DE SALTO ALTO NA ESTEIRA ERGOMÉTRICA

RESUMO DO TRATAMENTO

O tratamento da síndrome da dor patelofemural foi pautado na melhora das deficiências apresentadas, fossem de força, flexibilidade e resistência física, bem como este diagnóstico também é um quadro de uma desordem crônica. Sendo assim, para tal, deve-se pautar em uma abordagem que envolva a esfera psicossocial, com tudo convergindo para a melhora das queixas do paciente e o alcance de suas expectativas.

Nesse relato, as dificuldades apresentadas nas tarefas funcionais eram principalmente no caminhar, no agachar e no uso do corpo na prática de esportes.

O gesto de agachar foi primeiramente exposto por um gesto similar que não exacerbasse o medo da paciente em realizar a movimentação da perna, como, por exemplo, iniciando a exposição repetitiva de subir degraus. O ato de subir degrau promove a sequencial flexão e extensão de quadril, joelhos e tornozelos sob a descarga do próprio peso corporal. Se pararmos para pensar, agachar também utiliza esses segmentos de maneira similar. Trazendo a execução para uma tarefa menos temida, podemos repeti-la enquanto o paciente é educado de que aquela perna realiza uma função tão exigente quanto aquela em que ele percebe dor intensa e, assim, tentamos encorajar a num futuro breve passar a executar o agachamento, mesmo que necessite fracionar o movimento, iniciando-o com amplitudes pequenas e repetindo ao longo das sessões até conseguir realizar o gesto completo, mas agora treinado para ser percebido com menos medo, com músculos mais fortes, convicções mais seguras de que realizá-lo não piora os tecidos e, então, conseguir um movimento mais confortável.

Quando a paciente retornou para uma sessão com a queixa de dores para agachar de cócoras para pegar o cachorro no colo, aproveitei para que se expusesse durante a sessão a um agachamento similar, mas protegido por colchonetes posicionados no solo, atrás de seu corpo, dando-lhe a segurança de que, se sentisse dor, poderia sentar sobre eles. Assim, o objetivo era que ela percebesse, repetindo várias vezes, que o medo, quando controlado, diminuía sua percepção dolorosa.

Todo o processo de tratamento foi monitorado, sessão a sessão, por debates de dez minutos, em que discutíamos os dias anteriores, os objetivos da sessão atual, o registro das notas para sua dor (0 a 10) nas tarefas realizadas em casa e a reflexão mútua, profissional e paciente, sobre os motivos de possíveis desconfortos que tivessem surgido entre uma sessão e outra. Durante o debate também eram apresentadas breves explicações, em linguagem acessível, sobre sua anatomia corporal, sobre resultados de exames, justificando com embasamento a falta de sinal grave em sua estrutura do joelho, com o objetivo de anular convicções e facetas de seu estilo de vida que pudessem amplificar o desconforto via uma mente amedrontada.

DOR E AFETO SURGEM COMO RESPOSTAS QUE
ANDAM PARALELAS, TURBINANDO O CONSCIENTE
E A INTERAÇÃO DO SER COM O MUNDO. AFETO
NÃO DEVIA COMBINAR COM AFLIÇÃO, MAS TUDO
O QUE GERA AFEIÇÃO SE VAI BRUTO, SEMEIA A
DOR. TALVEZ DOER SEJA O INGREDIENTE PARA
PULVERIZAR A MATURIDADE, A REFLEXÃO E
NOVOS INSTANTES DE FELICIDADE, QUE SÓ SE
REVELAM SE OBSERVARMOS A DIFERENÇA COM
NOSSAS TEMPESTADES PRÉVIAS.

CAPÍTULO 10: O PERFIL AFETIVO – A VONTADE DE IR À FESTA DO PEÃO

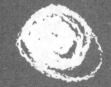

M.O., SEXO FEMININO, 31 ANOS, SOLTEIRA, PROFISSÃO: ADMINISTRADORA DE EMPRESA. SEGUNDO ESPECIALISTAS EM FISIONOMIA FACIAL, ROSTOS ANGULARES E BEM MARCADOS COMO O DELA REFLETEM PESSOAS COM PERSONALIDADE independente, apreço pelo controle das situações e que talvez sejam assim por também serem extremamente sensíveis. Não há evidências científicas de que as curvas da face cravem a personalidade, mas parece que acertaram quanto à dela.

Se eu pudesse eleger um adjetivo para M.O. seria festiva. Com um papo amável, adorava socializar, aproveitar a vida e a juventude ainda livre dos laços do compromisso amoroso. Talvez aqui haja uma ambiguidade, pois era justamente no afeto que apresentava as maiores dificuldades de encontrar a única coisa que lhe faltava em uma vida plena e produtiva.

Extremamente determinada sobre os rumos que queria para sua vida, M.O. desde muito mais jovem morava sozinha e criava estratégias de como obter recursos financeiros próprios, apesar de todo o carinho e apoio que sempre teve da família para o que precisasse. Mudou-se aos 17 anos de uma cidadezinha no interior de São Paulo para se

CAPÍTULO 10: O PERFIL AFETIVO - A VONTADE DE IR À FESTA DO PEÃO

arriscar em um centro maior. Ingressou na universidade, formou-se quatro anos depois e ali já estavam traçados todos os caminhos para atingir seus sonhos materiais.

Uma batalhadora, trabalhava nove horas por dia, e as poucas horas antes do sono noturno eram dedicadas aos amigos e a cuidar da saúde por meio do esporte.

M.O. era pujante. Não era uma esportista a fim de delinear o corpo a todo custo. Era consciente de que o esporte lhe traria benefícios físicos e mentais e, claro, que por consequência acabaria mantendo um físico mais esbelto, saudável e disposto. Mas sem neuras! Era dessa forma que gostaria de viver: ter energia para curtir a vida.

Era adepta dos chamados treinamentos funcionais como atividade física diária, famosos na atualidade por conter exercícios de levantamentos de peso, saltos e demais gestos que envolvam a destreza do corpo na tentativa de superar a própria força.

Nessa modalidade, desempenhava e cuidava bem dos limites do físico. Nada era muito brusco, visto que algumas pessoas que praticam esse conjunto de técnicas acabam desafiando seus limites em prol da eficiência em desempenhar um maior número de repetições de cada tarefa em menor tempo.

Abro um parêntese nesse ponto: não é perigoso desafiar os próprios limites no esporte, desde que sejamos gradualmente preparados para isso. A maioria das atividades físicas e dos comportamentos motores que exponham os limites do corpo não é condenável, eles não são os vilões. O que é condenável é querer realizá-los acima dos limites da aptidão física sem que haja preparo.

Em um de seus treinamentos funcionais, ao fazer um levantamento de peso, M.O. sentiu fortes dores na região do cóccix, osso localizado na parte final da coluna vertebral. Essas dores a impediram de continuar o treino.

ACREDITE: A VIDA SEM DOR É POSSÍVEL

Imagine alguém que sempre foi seguro, livre, saudável e, de repente, vê um mundo de dores desabar sobre si. Foi assim que M.O. se sentiu.

Ela foi para casa, perturbada pelas dores, mas conseguiu repousar, com a ideia de que fora apenas um mal momentâneo. Mas a vida guarda muitas surpresas.

No dia seguinte, ainda acordou com as queixas. Dores principalmente ao sentar-se, que se mantinham e pioravam com o passar do tempo na posição sentada. O alerta mental foi ligado: "Opa, pode ser que eu precise investigar mais". Assim, partiu para um serviço de pronto atendimento em saúde.

Foi atendida por um ortopedista que, ao realizar o exame clínico, não constatou qualquer anormalidade, ortopédica ou neurológica, apenas a dor à palpação na região da queixa. Foi então encaminhada a um especialista em coluna para uma investigação mais profunda.

Até chegar a data da consulta com o especialista, dias depois da data inicial da queixa, M.O. passou a evitar qualquer atividade que pudesse, ao seu julgamento, exacerbar seu desconforto. A dor surgia quando se sentava, mas ela se antecipou e evitou qualquer atividade física, assim como os compromissos sociais, algo que adorava. Riscou da vida tudo que pudesse "conter o risco" de fazer surgirem as dores. Sofria por antecipação, um dos maiores cárceres mentais.

Em vez de melhorar, o represamento físico piorava seu quadro. Produzia mais dor ao sentar, sensação que agora era extrapolada aos movimentos realizados por um tempo mais prolongado, como uma caminhada na empresa ou em compras no supermercado.

O mecanismo mental das memórias perturbadoras relacionadas a gestos corporais que remetessem ao movimento que gerou o fatídico sofrimento retroalimentava sua dor. Assim, a dor era regulada pelo "conhecimento" obtido ao acessar essas memórias: ao se preparar para utilizar as pernas e o tronco com algum peso nas mãos ou por um

CAPÍTULO 10: O PERFIL AFETIVO – A VONTADE DE IR À FESTA DO PEÃO

tempo prolongado numa mesma tarefa, disparava um alerta no cérebro. Caso a dor surgisse em um momento de cansaço físico e estafa durante a exposição a um gesto prolongado, ocorria a confirmação do alerta no cérebro. A dor se torna a métrica dos seus movimentos. Um fardo.

M.O. se preocupava tanto em não reproduzir a dor que se instalavam alterações em sua sensibilidade a estímulos mesmo que mais brandos na área de queixas. Quer dizer, sua mente havia fixado como perigosas até as sensações mais leves, fazendo com que a movimentação do local dolorido transportasse a informação até a última célula do sistema nervoso, acionando os gatilhos traumáticos no cérebro a ações antes feitas aos montes ao longo do dia.

Com sua jovialidade ativa e sedenta por vibração, uma cratera se abriu quando notou que um simples sentar se tornou penoso. Como não desmoronar em lágrimas e angústia se vendo incapaz de cumprir afazeres tão simples? Imagino e me solidarizo com esse sofrimento. Nenhuma penúria é pouca para quem a experimenta.

Aquela mulher alegre, livre, feliz e festiva agora concentrava sua história na dor. Eis o início de seu grande cárcere.

Imagine as águas de um rio que antes fluíam livremente, mas que agora se tornaram represadas por uma barragem, deixando de fomentar a vida plena de quem dele depende. Assim era M.O. naquele momento... o represamento físico e social, consolidado agora pelas dores aos movimentos, era um ambiente perfeito para a instalação das dores crônicas e para toda a cascata de eventos que a envolvem, algo que já comentei nos capítulos anteriores.

Eu lhe explico aqui o que acontecia com M.O. em termos técnicos. Caso tenha qualquer dúvida sobre eles, sugiro que busque mais informações em fontes confiáveis ou pergunte ao seu fisioterapeuta. Eis alguns pontos que faziam parte de seu estado físico e mental:

1. Hiperexcitabilidade. O sistema nervoso central envolvido na recepção das sensações do corpo está hiperexcitado e

então informações mais brandas de sensibilidade ao se movimentar passam a ser entendidas pelo cérebro como ameaças à vida. Assim, ele devolve uma resposta, produzindo dor aos movimentos que podem, por sua ótica, gerar lesão.

2. Catastrofização. Agora a paciente já tem a dor em primeiro plano no cérebro e a rumina o tempo todo. Isso se amplifica frente às memórias traumáticas sobre os movimentos e as crenças de que possa estar com algo muito sério envolvendo a coluna. Sente-se desamparada por não estar conseguindo resolver o problema.

3. Evitação. Os movimentos que não têm relação direta com a área de queixa também passam a ser evitados ou são realizados com temor. Tudo passa a girar em torno da dor. E quanto mais isso ocorre, menos aptidão física ela tem para lidar com os movimentos necessários na experiência diária, e menos qualidade emocional para enfrentar o problema. O circuito cerebral se fecha em torno disso: só há vida quando a dor permite.

Um especialista examinou M.O. e solicitou exames complementares de imagem que logo foram realizados. O diagnóstico foi inflamação no cóccix. Imediatamente, o médico a encaminhou para a fisioterapia e iniciou o tratamento medicamentoso.

Inflamação no cóccix? O que fazer, meus amigos da fisioterapia? Meu amigo leitor, que convive com dores, imagine-se lendo um exame que apresenta esse diagnóstico, algo que parece tão complicado. Será que lhe causaria mais dores pelo medo de ser algo grave? E que, na verdade, na grande maioria dos casos, não é.

É uma estrutura muito peculiar, mas não é grave, e, se fôssemos olhar a dor como resultado apenas dessa variação específica, o que nós, fisioterapeutas, poderíamos utilizar de nosso arsenal para auxiliar

CAPÍTULO 10: O PERFIL AFETIVO – A VONTADE DE IR À FESTA DO PEÃO

o paciente? Como minimizar o processo inflamatório naquela porção final da coluna vertebral, algo que pode impedir pessoas de andar de bicicleta com prazer, brincar com seu filho no chão, sentar-se em uma rede para descansar... o que fazer?

Note que pensar somente no que aparenta estar modificado no corpo para justificar o tamanho da dor e direcionar os esforços terapêuticos a isso priva até os profissionais de saúde de encontrar a melhor estratégia de tratamento. Talvez por isso você pode não ter se beneficiado no passado com o que lhe foi oferecido, pois o pensamento deve ir além de encontrar uma lesão para tratar a "descoberta" apontada pelos exames.

Pense comigo: a mulher sente dores ao sentar, ao movimentar a coluna devido a uma inflamação nas estruturas que circundam um dos ossinhos da espinha. Será que isso poderia mudar se ela tivesse músculos maiores e mais fortes na região e nas áreas que auxiliam aquela estrutura, como por exemplo pernas com maior força para as tarefas diárias, para ajudar a diminuir as pressões e as cargas externas impostas pela rotina diária nesses ossos?

Será que a história seria outra se tivesse uma resistência física geral aprimorada para suportar tarefas mais extenuantes? Será que ajudaria se fosse ensinada a entender que não precisa ter medo do que se apresenta no exame de imagem, pois não apontou sinais graves de problemas?

Será que modificar suas convicções a respeito do que se passava, com a informação correta, ou modificar nuances de seu comportamento, hábitos e crenças, em torno de como lidava com o sofrimento, não poderia auxiliá-la a criar maior resiliência ao desempenhar funções físicas? Será que seria bom se tivesse consciência de que poderia ter um pouco de desconforto sem receio e que, quanto mais se movimentasse de maneira inteligente e supervisionada, os riscos desse desconforto se "acomodar" seriam reais?

Será que com essas estratégias de abordagem, indo além de observar o local que dói, não poderia ser mais assertivo que pensássemos somente em como tratar aquela inflamação que apareceu no exame? Será que não é por direcionarmos normalmente as nossas condutas de tratamento dessas dores persistentes unicamente à lesão, uma vez que na maioria das vezes nem é grave e em outras nem existe, que os pacientes não melhoram e mantemos o sofrimento sem alívio por muito tempo?

M.O. iniciou o tratamento fisioterapêutico e medicamentoso, que aliviou os sintomas em alguns dias. Mesmo com a redução da dor, ela não teve segurança em retornar plenamente às atividades profissionais. A dor diminuiu de intensidade quando precisava ficar sentada por um tempo prolongado, mas, mesmo assim, ela adquiriu uma almofada em forma de boia para utilizar na cadeira do trabalho quando ficava sentada. Não retornou aos exercícios físicos nem mesmo durante as sessões de fisioterapia. O foco do tratamento eram condutas passivas, ou seja, sem movimentos realizados por conta própria. Entre as técnicas utilizadas estava o uso de equipamentos como laser, para auxiliar na regeneração dos tecidos, a eletroestimulação (aparelhos fisioterapêuticos que produzem estímulos elétricos, pequenos choques, na tentativa de aliviar a dor) e massagens na área das queixas.

Passaram-se as clássicas dez sessões de fisioterapia e, com dor menos intensa, a paciente teve alta clínica. No entanto, ela ainda não havia sido plenamente exposta às atividades de rotina. Consequentemente...

Eis o problema.

A dor estava menos intensa porque ela abriu mão de fazer boa parte das atividades do dia a dia. Por exemplo, deixou de sair para se divertir e ficar de pé por tempo prolongado. Diminuiu substancialmente o ritmo. E era inevitável que aumentasse a demanda física pós-alta, pois tinha que voltar à rotina de antes.

E, ao retornar à sua rotina, também volta toda a dor. E o mundo volta a desabar sobre sua cabeça. É assim que persistem as dores crônicas. Diminui-se o ritmo de vida temporariamente, dá-se um salto

CAPÍTULO 10: O PERFIL AFETIVO – A VONTADE DE IR À FESTA DO PEÃO

no tratamento, que é ilusório, pois ali a pessoa está sendo exposta a rotinas que não se relacionam às atividades profissionais e tarefas físicas pessoais do paciente, que, quando retorna a elas, acaba sendo novamente exposto às dores.

Não criaram resiliência nem aptidão física que pudessem confrontar o que a rotina exigia. E talvez a competência muscular de antes estivesse sendo insuficiente para dar conta do recado. Para sentir dores menos intensas, ela não devia se contentar em deixar de viver a vida como gostava. E o represamento social teve um preço. Perdas amorosas que a faziam sucumbir, sentia-se incapaz, pois não conseguia interagir socialmente com nenhum companheiro, e isso resvalava nas tentativas de se relacionar afetivamente com alguém.

Ela mesma percebeu que a dificuldade no afeto piorava o quadro doloroso. Será que piorava por haver uma conexão entre afeto e dor física? Não precisamos entrar muito nessa seara pertinente à Psicologia, vamos aos aspectos que temos habilidade de explicar:

1. Perda amorosa causa grande instabilidade emocional.

2. Emoções abaladas negativamente geram desinteresse nas atividades físicas.

3. Falta de atividade física gera destreinamento dos músculos do corpo.

4. Destreinamento produz menor aptidão física, que eleva os níveis dolorosos das queixas que envolvam movimento, produzindo dor em áreas vizinhas ou distantes do local da queixa, pois não havia mais a capacidade prévia para suportar o desgaste imposto pela rotina.

Fazendo um paralelo para ficar mais explicativo: alguém que corre trinta minutos e o faz sem dores no corpo, caso queira correr uma hora e meia terá queixas, pois não está treinado para isso. Ela já não estava treinada para o que sempre fizera, e, ao tentar fazer, sentia dores.

Foram meses de angústia. M.O. nem se recordava mais da última vez em que havia ido a um lugar em que necessitasse ficar de pé por muito tempo. Ginástica? Nem pensar.

Até que em um dos retornos ao especialista, ele sugeriu que M.O. me procurasse para tentar um novo tratamento. Na semana seguinte a essa consulta, nos encontramos. De cara, vi uma mulher que tentava se mostrar alegre, mas que ao tocar nos assuntos sobre dor e afeto se entristecia.

Eu precisava dessas informações, assim como precisava saber sobre o curso da dor e qualquer outra coisa que pudesse interagir com a sensação dolorosa. Por isso, na avaliação inicial, tanto quanto envolver um conjunto de testes clínicos e exames, é preciso fazer uma devassa na vida da pessoa e entender cada detalhe que possa interagir com a queixa.

De posse de todas as informações, programei o plano de tratamento, certo de que a dor não era fruto apenas do local que parecia ser o foco do problema, mas que já não estava confinada na região do cóccix, sendo amplificada por crenças infundadas que ela alimentou ao longo do tempo, pela busca por informações sobre a possível lesão, por hábitos físicos de proteção excessiva do corpo, pela instabilidade emocional diante de perdas e pelas memórias traumáticas dos movimentos que envolviam o local.

Percebi que a sensação se distribuía por toda a região lombar e dos glúteos, com participação efetiva nesse sofrimento por parte também de deficiências musculares e de capacidade de movimento pleno dos quadris e tronco. Encontrei músculos mais fracos em locais mais distantes da coluna, e que poderiam ser mais fortes para diminuir a demanda física naquela região das costas.

O que quero dizer? O trauma naquele osso da coluna aconteceu, foi real. A inflamação estava ali. Mas os músculos que deveriam dar suporte e sustentar as atividades até o cóccix se curar talvez não tivessem a força necessária para isso. E os que tinham força necessária, estavam sendo utilizados em momentos que não deveriam estar, pela necessidade

CAPÍTULO 10: O PERFIL AFETIVO - A VONTADE DE IR À FESTA DO PEÃO

de tentar "conter"a dor à certas posturas, o que produzia ainda mais dor pelo excesso de seu uso, ao contrário de ajudarem. É o que chamamos de hipervigilância. E associado a estas características corporais há uma sensibilidade própria, que se mostrou alta diante de situações de sofrimento e conflito, pois fora alimentada pela sua rede de interações de fatores físicos, cognitivos e sociais, como vimos anteriormente, acabou resultando na produção de um alerta muito exacerbado pelo cérebro.

Tratava-se de um gatilho ocorrido em uma inflamação ao redor de um ossinho, sem qualquer consequência em nervos ou fraturas. Em situações que a mente julga estarmos em perigo, qual é um dos alertas que surge? A dor.

Pacientes em conflito com as dores persistentes têm questionamentos que muitas vezes não são repassados aos terapeutas. "Será que agora vai?", "Venho sofrendo com isso há tanto tempo", "Já confiei em outros bons fisioterapeutas e hoje não consigo confiar nem mais em mim", e eu precisava estabelecer o vínculo dela comigo.

O tratamento seria baseado em exercícios com exposição gradual, pouco a pouco e durante tarefas que produzissem pouco medo. Também seriam voltados ao esporte de interesse da paciente para que, em vez de temor, eu conseguisse acessar suas memórias agradáveis relacionadas aos exercícios de que tanto gostava. Então dei ênfase em educá-la sobre sua dor, colocando cada característica do problema em seus devidos lugares e mantendo um debate diário sobre cada alteração e evolução de nossos treinamentos. Eu queria que ela percebesse que movimentar não é ruim, que iríamos fortalecer o que precisaria e tirar tensão de onde não era necessário estar tensionado durante as ações que o cérebro dela julgava que eram ameaçadoras para o corpo e assim devolvia em dor.

Além disso, cada nova sessão seria precedida por um bate papo inicial sobre como foi a trajetória de suas queixas ao longo dos dias anteriores aos nossos encontros. O objetivo era educar ainda mais e fazê-la perceber que a dor, no caso de ausência de grave lesão, não a inibiria, caso se esforçasse em movimentar o corpo sem medo de doer, enquanto nas sessões eu aprimoraria seu físico, sempre a inteirando sobre o motivo de cada procedimento proposto.

Eu a orientava a todo momento, tentando deixar claro o que cada técnica poderia produzir sobre a dor e quais ganhos eu gostaria de atingir com cada uma. Eu iria fazer o meu máximo durante a fisioterapia, com os melhores recursos que a ciência me ensina a utilizar.

E da parte dela, eu precisava de sua autorresponsabilidade: sabendo de todas as informações sobre o que tentaríamos construir em seu corpo, ela deveria se comprometer a não perder esses resultados ficando parada em casa ou no trabalho. Eu precisava que se mantivesse ativa, mesmo que (ainda) não como antes, mas o suficiente para não permitir que os músculos fraquejassem, mesmo que levasse a um desconforto.

Ela tinha que acreditar em mim, por isso lhe disse: "A dor só passará se eu fizer o correto aqui na clínica e você mantiver uma rotina física que faça meus ganhos perdurarem, para depois, sua dor começar a aliviar".

E nos momentos juntos na clínica, entre um e outro exercício, eu colhia a história de sua vida e da relação com a dor ao longo dos dias, e tentava auxiliá-la a modificar certos comportamentos e crenças.

Tem que haver o instante de conexão entre profissional e paciente e muito desabafo. Em nosso primeiro momento juntos, M.O. me confessou um desejo, que havia tempos não conseguia realizar. "Rogério, eu queria conseguir ficar de pé por mais ou menos seis horas dançando no show da Festa do Peão da cidade."

Para alguns, pode parecer uma banalidade, mas, para ela, que sempre foi festiva, era algo muito importante. Naquele momento, ela vivia em função do caos da dor e só queria voltar a ter prazer em coisas simples.

Fiquei parado por alguns segundos sem dizer nada, emocionado. Ela, de costas para mim, sem ver meu rosto, perguntou: "Tá me achando uma fútil, não é?", e deu risadas que pareciam um desabafo.

De pronto, respondi: "Claro que não! Fiquei quieto porque meu primeiro pensamento foi de um espanto feliz por você ter essa vontade tão simples, mas que para você é tão importante".

CAPÍTULO 10: O PERFIL AFETIVO – A VONTADE DE IR À FESTA DO PEÃO

"Mas tem só uma coisa que preciso acrescentar...", disse ela. Aguardei alguns segundos em silêncio, esperando o restante da frase, enquanto continuava a fazer meu serviço manual no local das dores. "A festa será daqui um mês e meio", terminou ela.

M.O. acabou por dizer essa última frase com um pouco de desalento na voz. Devia-se às memórias traumáticas relacionadas aos movimentos dolorosos que habitavam seus pensamentos e refletiam em suas costas, dominando sua mente pela possibilidade de ficar tanto tempo em pé e caminhando durante uma festa.

A angústia que surgiu era quase um sinal de que cada fibra nervosa do corpo estava com uma sensibilidade sobrecomum pelo longo tempo que padecia com a dor. Tudo isso amplificado por uma vivência que enxergava o sofrimento à maneira dela e, assim, lapidou a forma como ela percebeu um problema que, para uns seria brando, para outros até mais doloroso, mas que para M.O. era moldado ao seu feitio. Essa é a complexidade envolvida no ato de doer, que vai além de cortes ou degradações em uma parte do corpo, pois é intensificado pela forma como o percebemos e pode ser treinado a fim de ser atenuado.

Para obter sucesso no treinamento, eu tinha que aproveitar aquele momento para engajar a paciente no tratamento e, por isso, tinha que ser firme e confiante: "Vamos dar conta disso, eu garanto! Vou expor você, aos poucos, às tarefas que lhe causam desconforto , mas comigo lhe orientando alternativas de como realiza-las com menos temor e tensão em músculos que não precisam estar tão tensos, além de treinar os músculos que estão mais fracos para ajudar a dar conta destas tarefas. Sessão a sessão, vamos lutar juntos para a dor ser cada vez menor e para que você tenha mais físico para suportar as atividades que quer realizar. Mas, veja só, quanto mais você tiver clareza do que realmente tem, entendendo que não é algo grave e que podemos movimentar apesar da dor, para que depois ela, pouco a pouco, vá diminuindo, mais rápido vamos conseguir realizar as suas vontades".

Escuto de volta: "Show!".

A esperança voltou. A confiança ganhou musculatura. E essa era a nossa meta no curto prazo.

Impossível? Não.

Se parte da intensidade das dores poderia vir de uma inflamação no cóccix, combatida com a medicação, a mim cabia prover o fortalecimento adequado das estruturas envolvidas com os movimentos dolorosos. Também deveria auxiliar na retirada das percepções excessivas de alerta, que produzirão a dor a partir da sensibilidade alterada pela memória do trauma que causou o problema, pelas crenças na possibilidade de ser algo grave e pela maneira como essa mulher aprendeu a lidar com o sofrimento. Tudo junto resultava em sua real percepção de dor, não era apenas uma possível lesão que produzia toda aquela intensidade.

Eu devia ensiná-la a entender isso, e a cada exercício que ela conseguia realizar sem aumentar os sintomas, mesmo que estivessem presentes, era a melhor maneira de mostrar que ela poderia fortalecer sem medo de piorar. Quanto mais fortalecida a estrutura, mais ajudamos na aceleração da cura de uma lesão, criamos um escudo mais robusto ao redor da região que dói e uma nova forma de pensar sobre o problema, que antes parecia se tratar de uma área frágil.

Eu tinha que encontrar a dose certa da exposição ao exercício para conseguir alterar o padrão de cárcere aos movimentos. A educação em dor já estava dando resultados ali, com o engajamento. No início, já de cara, fizemos um exercício que a levou ao primeiro sinal de dor, meses atrás.

"Mas já assim, começando direto por ele?", você pode até estranhar. Sim! Afinal, tínhamos pouco tempo até a festa que ela gostaria de ir. Eu tinha que bolar uma estratégia que fosse ultraeficiente em diminuir a sensibilidade, a "imagem cerebral" da dor. E nada mais ousado do que começar com o próprio exercício que a lesionou.

CAPÍTULO 10: O PERFIL AFETIVO – A VONTADE DE IR À FESTA DO PEÃO

Se eu tivesse êxito em introduzi-lo gradualmente sem queixas, estaria ali a quebra do ciclo da dor de que eu precisava, e o resto viria com muito mais facilidade.

E assim foi.

O exercício era um agachamento até a posição de cócoras com uma barra nas mãos posicionada na altura do pescoço.

Ela queria tanto a chance de ir à festa com as amigas que nem me questionou. Pouco a pouco, repetindo várias vezes o gesto temido, ela ficava cada vez mais confiante ao ver sua plena execução a cada etapa da tarefa proposta.

"Nada de dor, Rogério", dizia ela.

Ela fazia até os músculos cansarem. Queria que sentisse as dores musculares que são frequentes após o treino na academia. Eram essas as dores que ela tinha que ter na memória, pois vêm e vão após o descanso, e são bem diferentes das dores que a incapacitavam após uma tarefa e que perduraram por tempo indeterminado.

"Rogério, não sinto dor no local, só um cansaço muscular geral. Vamos fazer mais uma série?", ela propunha. E com o engajamento fizemos uma sessão inteira do mesmo exercício. Conseguimos até evoluir na mesma sessão para uma amplitude maior do movimento, orientados pela sua confiança que aflorava.

Dessa sessão até a festa desejada teríamos seis encontros, e era preciso progredir. O meu compromisso com o êxito deveria ser tão grande quanto o que ela me apresentava. Eu tinha que fazer acontecer. Nós dois, juntos, tínhamos que fazer acontecer.

Ela retornou na sessão seguinte com pensamentos diferentes dos que havia apresentado antes.

"Rogério, tive desconfortos ao longo da semana, mas me cuidei. Não deixei de fazer nada no trabalho que necessitasse do físico, só me adaptei. Fazia intervalos entre as posições quando passava muito tempo nelas. Caso ficasse sentada por muito tempo, intercalava fazendo coisas em pé. Se precisava andar, tentava perceber o momento pouco antes de o desconforto surgir e fazia uma pausa, mas sem vigilância exacerbada aos movimentos. Deixava fluir", ela foi explicando.

Veja, leitor, que coisa mais maravilhosa ouvir a paciente entender seu quadro e não pensar em se retirar da rotina, mas apenas se adaptar até atingirmos a melhora das capacidades necessárias para que não mais precise de qualquer adaptação.

Nas três sessões seguintes, evoluímos o temido exercício para ser realizado a cada vez de forma mais complexa. Na quinta sessão, ela retornou com o relato de uma instabilidade afetiva. Tratava-se de uma decepção amorosa que a fez ficar um pouco entristecida, e ela disse que naquela semana se sentiu mais indisposta e as dores aumentaram um pouco de intensidade.

Eu não podia deixar isso acontecer, precisava novamente agir rápido novamente e, para isso, pensei em inserir alguma outra meta no tratamento que a fizesse mudar um pouco o foco, voltando a atenção primária completamente para os ganhos físicos.

"Você já está completando o gesto do agachamento na amplitude total do movimento. Suas pernas já toleram grandes amplitudes com o peso de seu corpo. Vamos iniciar treinos de trote, corridas leves, que também só utilizam o peso corporal, algo que você já tolera. Depois evoluímos para corridas mais intensas", propus.

Ela não imaginava que tentaríamos isso. Havia muito tempo que não corria. Não se via mais fazendo essa atividade, mas aceitou, encarou... e conseguiu. Sem queixas. Sem dores. Não tínhamos espaço para instabilidades externas atrapalharem nossas metas.

Antes de me despedir nessa penúltima sessão, falei: "Temos uma meta para você cumprir esta semana. Como a próxima sessão é a última antes da Festa do Peão, preciso que você saia por uma noite e vá a algum lugar de que goste. Quero que fique de pé curtindo por algumas horas, para testarmos seu corpo e as consequências que podemos esperar para não sermos pegos de surpresa na festa que você quer ir – linda, plena e de pé a noite toda".

CAPÍTULO 10: O PERFIL AFETIVO – A VONTADE DE IR À FESTA DO PEÃO

"Tudo certo!", disse ela.

Transcorrida boa parte da semana, recebo uma mensagem: "Doutor, saí, me diverti e correu tudo bem! Lembrei que tinha coluna só quando entrei no carro para ir embora ao final da noite. E, mesmo assim, foi um desconforto mínimo, suportável", relatou.

Quantas coisas conseguimos tirar da frase dessa paciente...

"Me diverti", disse ela, o que significava que a dor não havia sido o foco naquele momento. Sua atenção esteve direcionada a estar com os amigos, acomodando a sensibilidade àquelas dores, saindo do encarceramento físico.

"Lembrei que tinha coluna só quando entrei no carro [...] mesmo assim, foi um desconforto mínimo, suportável." Uma afirmação típica de aceitação e comprometimento, o que leva a um maior controle do que chega ao cérebro.

A sensibilidade que antes subia das costas para o cérebro como uma ameaça já não tinha tanto espaço e o prazer era maior que pensar na dor em seu inconsciente. Agora havia comando, havia controle. Não digo que a dor havia cessado completamente, mas o limiar de sensibilidade era outro, mais alto. A ponto de M.O. conseguir manter a dor em segundo plano no cérebro para acessar emoções mais positivas no presente.

O exercício correto para tratar a dor e a educação sobre o problema devolvem o controle ao paciente. O exercício melhora a capacidade física, com exposição e técnica individualizadas para cada caso, e a educação em dor é eficiente, por dar inteligência ao indivíduo sobre o assunto e sobre como manejar os costumes, as convicções e as emoções que envolvem a dor. Isso é municiá-lo com o saber sobre suas queixas.

Fazendo uma analogia simples: quantas vezes já vimos indivíduos sem contato com centros urbanos, pessoas de mais idade que viveram toda a vida no campo e que, ao chegarem a uma cidade maior, ao se depararem com elevadores ou escadas rolantes, apresentam pavor em utilizá-los? Muitas vezes não sabem o que são ou para que servem. E, aos poucos, ao serem orientados sobre o que são aquelas coisas, ou seja, ao serem educados, expostos, ao conhecimento, passam a temer menos.

Nesse caso, educar é gerir emoções. E a dor tem seu componente emocional, algo que os fisioterapeutas podem acessar ao educar sobre o problema, debatendo-o com o paciente e acrescentando o exercício correto que assumirá não só o papel de elevar a aptidão física, mas também de criar resiliência e mostrar na progressão das capacidades do paciente que o corpo não é frágil.

Perceba com essa história que, para auxiliar na melhora da sensibilidade às dores, dependemos não só da consideração da possível lesão do tecido que envolve a área da queixa, mas também de outros fatores psíquicos e sociais, entre eles:

1. As influências de nossa capacidade previamente adquirida para lidar com o problema.

2. As memórias perturbadoras arquivadas no cérebro, que registrou certos movimentos, como sempre que são realizados, sejam percebidos como ameaças à piora da possível lesão, portanto, dignos de receber a dor como resposta.

3. A capacidade de reorganizar costumes adquiridos, hábitos e estilo de vida para criar memórias mais leves, positivas, emoções mais brandas diante de situações antes temidas, além de avaliar o que no estilo de vida habitual pode piorar os sintomas dolorosos (como estresse excessivo no trabalho, sono não revigorante, obesidade, entre outros).

A paciente criou memórias positivas e suas emoções abrandaram, e as memórias positivas já são mais fortes que as memórias relacionadas à dor. Essa gestão das emoções é essencial. A dor tem um componente emocional, uma emoção traumática, que pode, sim, ser gerida juntamente com a educação em dor e proposições de exercícios

CAPÍTULO 10: O PERFIL AFETIVO – A VONTADE DE IR À FESTA DO PEÃO

físicos adequados para incrementar o controle sobre o que é imposto ao seu corpo pela rotina de vida escolhida.

E será que o que foi proposto se mostrou suficiente para que M.O. conseguisse atingir seu objetivo no curto prazo, o de poder se divertir sem dores até o fim da festa tão aguardada?

No dia seguinte, enviei-lhe uma mensagem: "E aí, deu certo o show?".

Ela respondeu: "Minhas amigas foram embora antes de mim".

Então vocês já sabem se ela conseguiu ou não viver em vez de doer.

Neste capítulo, debatemos sobre a fisioterapia em uma paciente com perfil afetivo, cujas mudanças de engajamento ao tratamento de suas dores tinham como pano de fundo a instabilidade de sua relação com o afeto interpessoal. Esses fatores emocionais devem ser cuidadosamente considerados na montagem do protocolo de intervenção, associados ao manejo da aptidão física, e quando digo sobre este manejo, eu quero que guardem estas palavras como um mantra: melhorar a aptidão física é fortalecer os músculos que estão com força inapta para certas tarefas dolorosas e também relaxar / minimizar a ação de outras musculaturas que estão excessivamente tensionados durante a tarefa, sem necessidade, muitas vezes causado pela hipervigilância em se tentar conter a todo custo o movimento ameaçador. Isso é a gestão do físico no combate das dores crônicas.

A dor foi para ela uma oportunidade de aprimorar virtudes antes escondidas pelo frenesi da vida moderna. Ela parou por mais tempo para apreciar detalhes, valorizou os progressos antes tidos como obrigações a serem mostradas ao mundo. Hoje, eles são a fonte de autoconhecimento de como vivenciar a beleza de chegar ao fim do dia fazendo exatamente o que se quer, mesmo que para isso algum sofrimento ocorra. O sabor da chegada para quem sabe aonde quer chegar jamais deve ser contaminado pelos espinhos que encontramos pelo caminho.

RESUMO DO TRATAMENTO

Documentação de três atividades corriqueiras que exacerbavam a dor. Para cada uma foi relatada uma nota de zero a dez, sendo zero se fosse incapaz de realizar a atividade e dez, capaz de realizar plenamente a atividade como antes da lesão. M.O. deveria, a cada sessão, refletir sobre qual nota se encaixaria melhor em sua capacidade de interagir com o corpo nas três atividades escolhidas para que avaliássemos a evolução do tratamento (sentar, ficar de pé por tempo prolongado, agachar).

Para que eu atuasse em seu tratamento encorajando-a a cada dia, ao conseguirmos diminuir o quadro doloroso, era importante que eu aproveitasse técnicas utilizadas previamente por colegas de profissão e que lograram êxito no alívio dos sintomas, mesmo que temporariamente. Por isso, mantive algumas condutas que já haviam realizado em M.O. e incorporei a minha maneira de tratar.

Expliquei a ela que iríamos começar pelo exercício que a levou às dores, mas que ele seria fracionado em tarefas menores, com movimentos mais curtos. E, à medida que os repetíssemos nas sessões, iríamos aumentar a amplitude e o peso da barra, até chegarmos à posição idêntica à do dia fatídico, mas sem queixas. Comecei com agachamentos sem a barra nas mãos, com amplitudes até a posição sentada. Posicionava um banco atrás dela enquanto ela repetia os agachamentos para garantir a altura desejada. Fizemos uma série curta, com poucas repetições, para que ela "sentisse" a posição e avaliasse possíveis queixas.

CAPÍTULO 10: O PERFIL AFETIVO – A VONTADE DE IR À FESTA DO PEÃO

Então parti para séries com repetições cada vez mais numerosas. Fazíamos uma série de repetições da tarefa sugerida, e ela descansava por dois minutos, dando-me o feedback sobre possíveis desconfortos. Com esse engajamento, fizemos uma sessão inteira do mesmo exercício. Conseguimos até evoluir na mesma sessão para uma amplitude maior do movimento, orientado pela sua confiança, que aflorava, e fazendo com que ela se agachasse, sentando em um banco ainda mais baixo que o anterior.

Nas três sessões seguintes, aumentei a complexidade da tarefa de agachamento, agora realizada até a posição de cócoras. Aproveitava para fazer um fortalecimento geral das pernas e do tronco para incrementar sua aptidão física ao longo do tempo em que nos encontrávamos.

Em razão de uma inflexão na estabilidade emocional, propus uma nova tarefa que fosse estafante, mas segura, para desviar a atenção de M.O. daquele temporário distúrbio afetivo. Passei a colocá-la na esteira ergométrica para ir alternando entre caminhadas mais aceleradas e corridas leves/trotes, revezando de um gesto já fácil para ela (caminhar) para um que ainda poderia produzir medo (trote). Pouco a pouco aumentávamos o tempo em que passava trotando e diminuíamos o tempo caminhando.

A partir desse ponto, tínhamos duas metas para evoluir ao longo de nossos encontros: o gesto lesional, que a machucou (o de agachar-se), e a corrida.

Seguimos mais uma sessão dessa forma. M.O. já realizava o agachamento completo ao longo de toda a amplitude de movimento, sem desconfortos

As três atividades documentadas como antes sofríveis para serem realizadas passaram a ter notas entre oito e nove, ou seja, muito próximas de sua capacidade prévia de realizá-las sem dor.

HÁ DUAS EXCELENTES FORMAS DE AUXILIAR NO COMBATE DO PADECIMENTO FÍSICO E MENTAL: EXERCITAR O CORPO OU EXERCITAR A CARIDADE. AMBAS TÊM O PODER DE CRIAR A RESILIÊNCIA E O MICROCOSMO ÓTIMO PARA MELHORAR O QUE VOCÊ TEM A OFERECER A SUAS HABILIDADES DIÁRIAS OU UMA MELHOR CHANCE AO PRÓXIMO. ISSO NOS OCUPA E NOS FORTALECE.

CAPÍTULO 11: O PERFIL ATLÉTICO E ATIVO LABORAL – A NECESSIDADE DE VOLTAR RAPIDAMENTE A SALVAR VIDAS

L.L. SEXO MASCULINO, CASADO, SEM FILHOS. PROFISSÃO: ENFERMEI-RO SOCORRISTA. ERA UM DAQUELES JOVENS ENGAJADOS NO SONHO DE UTILIZAR A PROFISSÃO COMO FERRAMENTA DE MODIFICAÇÃO DA BABEL COLETIVA. SONHADOR, MAS não devaneador. Apenas tinha metas bem traçadas de vencer como enfermeiro ao mesmo tempo em que poderia melhorar a vida de abatidos pela urgência de um socorro rápido.

Trabalhava na equipe de socorristas de uma das ambulâncias de atendimento de emergência que rasgam nossas cidades, arriscando a própria vida para salvar a de outros. De antemão, deixo o meu obrigado por prestar esse serviço a todos nós. Sempre amou o que fazia, era nítido, tanto que veio a mim inicialmente não para tratar dores crônicas, mas porque acabara de operar o joelho e necessitava de fisioterapia quanto antes para voltar o mais rápido possível a subir e descer da ambulância com eficiência.

L.L. tinha em sua vida duas condições como alicerce para o bem--estar: exercer sua profissão e praticar seu esporte predileto.

Como enfermeiro socorrista, suas atividades profissionais diárias exigiam grande capacidade física. Imagine passar doze horas seguidas subindo e descendo escadas, carregando uma das pontas de uma maca onde está deitado um ser humano muitas vezes em estado crítico e pesando 70 kg, 80 kg ou 100 kg. Outras tantas vezes tendo que conter a ansiedade do paciente que se debate em surto ou nervosismo, enquanto sobe e desce da ambulância. Sem contar que ainda é preciso carregar mais 15 kg de equipamentos.

Para se manter preparado para suportar a rotina, L.L. praticava jiu-jítsu, uma linda arte marcial oriental que fora aprimorada no Brasil, cinco vezes por semana. A modalidade é caracterizada pelo embate entre oponentes com o objetivo de conter o adversário com o uso de alavancas produzidas com os membros do corpo e com a utilização da própria força do oponente a seu favor para tentar vencer o combate.

L.L. estava perto de ser agraciado com a faixa preta, honraria dada aos alunos que se tornam mestres na arte, e era um apaixonado pelo esporte. Por uma fatalidade típica de quem está constantemente exposto às atividades físicas, foi praticando que ele lesionou o joelho.

Podia parecer que uma cirurgia no joelho não fosse uma dor crônica, mas pense comigo: a dor está relacionada ao sofrimento. E ele passaria semanas, meses, em um estado de sofrência após uma intervenção cirúrgica que o incapacitaria por meses. Então, o tratamento para dor persistente é interessante para esses casos, associado ao treinamento físico adequado à reabilitação pós-cirurgia.

Ele me procurou para a avaliação inicial quatro dias após o procedimento cirúrgico e me fez uma pergunta antes mesmo de confirmar sua participação no que eu iria propor como projeto de reabilitação

CAPÍTULO 11: O PERFIL ATLÉTICO E ATIVO LABORAL

adequado para sua especificidade de esporte e suas atividades diárias: "Rogério, eu só desejo saber uma coisa: preciso voltar a trabalhar em três semanas na ambulância. As pessoas precisam de mim".

L.L. era uma pessoa de princípios. Tinha deixado para operar o joelho em suas férias para não precisar se afastar do trabalho. Não queria deixar vítimas sem seus cuidados ou sua equipe deficitária de alguém que realmente ama estar ali ouvindo aquelas sirenes, salvando vidas e confortando pessoas. E para o fim de seu descanso faltavam apenas essas três semanas.

Diante de uma atividade tão intensa de trabalho, três semanas de período pós-operatório seria pouco para oferecer um ambiente adequado para que ele pudesse regressar com total segurança em relação à cirurgia. Ainda mais sendo como L.L. era: intenso e dedicado, mas ao mesmo tempo cuidadoso e lúcido. Ele continuou: "Eu consigo pedir ajuda para os primeiros meses e me adaptar. Mas não consigo ficar sem trabalhar".

Pensei, pensei, pensei por alguns minutos enquanto continuava a avaliação inicial. Meus pensamentos giravam em torno de como eram realizadas suas tarefas profissionais: ele fazia agachamentos, subia escadas, sempre utilizando as duas pernas para descarregar o peso do corpo... quase ou nunca saltava. Concluí que dava para devolvê-lo ao trabalho adaptado em três semanas se essa era sua vontade. Assim que formulei meu pensamento concreto mediante seu pedido, me posicionei: "Se esta é sua vontade, se é o que você quer, eu topo participar de sua reabilitação, com um regime diário de fisioterapia para fazê-lo andar plenamente, agachar, subir escadas e levantar pesos do chão consideravelmente. Mas deixo claro que seu trabalho pode produzir dores, pois os tecidos reconstruídos de seu joelho e seu vigor físico ainda precário após a intervenção cirúrgica são alterações que podem lhe fazer perceber desconfortos, mas, se você estiver ciente de seus limites e do que está ocorrendo em seu corpo, podemos ajudá-lo a

ACREDITE: A VIDA SEM DOR É POSSÍVEL

suportar essas dificuldades, atenuando suas queixas, dando segurança e mantendo íntegra a cirurgia que foi realizada.

"Mas, veja bem", continuei. "Você voltará ao trabalho em três semanas, pois precisa disso. Mas para seu esporte, no qual não há como
ter controle rigoroso da intensidade exigida por seu corpo recém-operado, você só retornará após nove meses, que é quando eu lhe darei alta
clínica para voltar a fazer tudo como antes."

"Sem problemas, vamos começar", disse L.L.

No dia seguinte, começamos o trabalho. Eu tinha três semanas
para conseguir fazê-lo andar, agachar, subir e descer degraus com eficiência. Mas ele era empenhado e engajado, o que me permitia utilizar
toda minha expertise para chegarmos ao êxito.

No primeiro dia, o joelho já havia retornado a sua amplitude total
de movimento. Dobrava e esticava sem problemas, o que era um objetivo importante para que prontamente conseguíssemos uma boa evolução nas semanas posteriores. Dobrar o joelho é penoso logo após um
procedimento como ao que L.L. se submetera, e, ao conseguir que ven-
cesse essa etapa, melhorava sua confiança em si mesmo e diminuía a
ansiedade exageradamente presente pelo pouco tempo que tínhamos
para fazê-lo conseguir ter habilidades mínimas para trabalhar.

Emendávamos tarefa após tarefa que minha expertise dizia que
ele cumpriria para aproveitar toda a firmeza, otimismo e comprometimento. Passamos para o caminhar sem muletas, depois, de caminhar
para o agachar de forma gradativa. E entre os exercícios, pausas para
debates sobre o que ele achava que estava acontecendo para que eu
refinasse suas convicções. Elaborávamos metas em conjunto de como
atingir os objetivos. Entendíamos juntos sobre costumes diários que
pudessem dificultar nossas ambições, como o ganho de peso corporal pela interrupção de suas atividades físicas. Eu deveria diagnosticar
tudo que pudesse atrapalhar a cicatrização da cirurgia ou que interagis-
se para fazer persistir a sensação de sofrimento e dor. Com isso, incutia

CAPÍTULO 11: O PERFIL ATLÉTICO E ATIVO LABORAL

nele a autorresponsabilidade, por exemplo, de resolver o quadro de aumento de peso por conta própria ou buscando ajuda especializada.

Dos 21 dias desde a primeira conversa até seu retorno ao trabalho, nos vimos dezoito vezes. Deixamos apenas três domingos sem tratamento. E L.L., enfim, retornou às atividades profissionais, andando, agachando sempre que necessário para auxiliar a levantar pessoas e macas, subindo e descendo escadas com qualidade e sem grandes riscos à sua cirurgia recente.

Mas a reabilitação não parava ali. Estávamos transpondo a primeira etapa. A maioria das pessoas sente dores após uma cirurgia. Uns mais, outros menos. Quando trabalho com atletas ou esportistas, em qualquer lesão que os retire da atividade esportiva por mais de duas semanas, já inicio os protocolos de tratamento de dores crônicas. Faço isso porque sei que o indivíduo se sentirá desamparado e amplificará sintomas devido ao medo, à ansiedade e aos pensamentos perturbadores que surgem quando, a cada dia que passa, ele fica longe de seu esporte favorito. Trata-se de um perfil com ânsia de voltar a fazer o que gosta.

Mas L.L. tinha grandes chances de ter dores ainda maiores do que as dos indivíduos que sofrem uma lesão similar e têm tempo hábil para conseguir criar uma aptidão física mínima para o retorno ao trabalho. Ele sofreu a lesão e se afastou do esporte que o mantinha sempre em alta capacidade física. Isso poderia descompassar o que de fato acontecia em seu joelho com o tamanho de sua percepção dolorosa, em razão de a dor não ter uma relação direta somente com o estado dos tecidos do corpo. Imagine quanto emoções frágeis afloradas pela situação atual podem participar da sensação de dor percebida... sensação de fracasso, impotência, inquietação, o estresse de um dia de trabalho intenso na ambulância atendendo casos graves... como esses fatores amplificariam aquele dissabor sentido no corpo. Tudo isso deveria ser monitorado.

Cada dia de trabalho intenso e cada dia emocionalmente inquieto com aquela situação eram como se toda vez que um corte na pele estivesse cicatrizando, a pessoa fosse lá e arrancasse a "casquinha". O corte continua seu processo de reparação, mas de tempos em tempos o cutucamos e produzimos dor.

Não deu outra. Apesar do esforço inicial para evitar problemas, o trabalho exigia muito não só do físico, mas também de sua mente. Alguns dias depois do retorno ao trabalho, L.L. começou a se queixar de dores de maior intensidade além das que sentia durante as primeiras três semanas, quando só realizava a fisioterapia. Ele a descrevia como uma dor lancinante, principalmente após o expediente de trabalho, embora se iniciasse ainda durante a jornada na ambulância.

O que fazer para diminuir a dor que os medicamentos convencionais não reduziam? Havia uma lesão instalada em recuperação (o procedimento cirúrgico provoca ferimentos internos), e não conseguiríamos diminuir sua demanda física para um nível que fosse confortável.

"Mas, Rogério, o exercício não é o caminho para o tratamento das dores? Se ele está se exercitando durante o trabalho, então por que dói?", você pode estar pensando.

O exercício é o caminho para a maioria dos problemas do corpo, nem que seja como um remédio coadjuvante. Para a prevenção de problemas, é melhor ainda! Mas a exposição a ele deve ser gradual, evolutiva, e não brusca. Naquele momento, L.L. havia, por necessidade, exposto o joelho pós-cirurgia abruptamente não a uma carga enorme, mas a uma carga que ainda não estava totalmente adaptada aos seus tecidos corporais, principalmente ao tecido recém-operado, o que produzia dores.

Pelos exames de rotina, não havia "piora" ou enfraquecimento das partes operadas. Isso nos dava a segurança de que as dores eram sugestivas da necessidade do físico de L.L. dar conta de uma demanda imposta na profissão, algo que ainda não estava recomposto

CAPÍTULO 11: O PERFIL ATLÉTICO E ATIVO LABORAL

pelo pouco tempo disponível da cirurgia até seu retorno ao trabalho. É como se precisássemos trocar o pneu com o carro em movimento, ou seja, melhorar sua aptidão física enquanto já estava de volta ao trabalho intenso.

Acompanhando frequentemente as orientações médicas, que nada verificavam de anormal nos tecidos operados, L.L. continuava a fisioterapia semanalmente. Além da exposição gradativa aos movimentos, incrementando seu corpo para corresponder às demandas do dia a dia e ao ensinamento de tudo o que acontece, eu ainda precisava encontrar maneiras para incrementar o tratamento. Em certos dias no trabalho, L.L. era submetido a condições mais brutas de uso do físico, claro, pois não dá para "pegar leve" enquanto na maca se tem uma vida à espera do máximo que o enfermeiro possa oferecer. Não era um serviço com rotina definida. Em um momento, ele poderia ter maior possibilidade de controlar os movimentos e, em outro, ter que descer seis andares com uma vítima na maca.

Eu tinha que achar a melhor estratégia para equilibrar sua exigência mental para contrapor a exigência corporal e garantir sua resistência aos picos de queixa, e nesse cenário de L.L., fiquei pensando sobre o que poderia fazer para auxiliá-lo nas dores, qual estratégia poderia ser a mais eficiente?

Pensei: *técnicas que envolvam a "aceitação" do que ocorre e que não tem como ser mudado podem, quem sabe, auxiliar na acomodação desses sintomas dolorosos.*

Eu tinha que utilizar o meu arsenal fisioterapêutico para ajudá-lo a enfrentar as queixas no joelho. Se as possibilidades de controlar a dor estão falhando, seja por qual forem os motivos, temos a opção de mudar o foco. Em vez de tentarmos acabar com algo que será avivado a cada dia de trabalho, até que a reparação do ligamento se finde e tudo fique firme em seu joelho, vamos tentar trabalhar com o corpo, "apesar da dor".

ACREDITE: A VIDA SEM DOR É POSSÍVEL

É como se aliar ao inimigo para que diminua a força que tinha enquanto tentava mostrar sua presença para nós, que estávamos do outro lado da trincheira tentando combatê-lo. Estando do mesmo lado, ele perde a força. Significa aceitar a dor e encontrar tarefas possíveis de manter o fortalecimento e os ganhos funcionais para recuperar a lesão do joelho, mas sem o objetivo de zerar a dor.

A educação inicial para esse caso era deixar claro que, pela demanda física exigida pela profissão de L.L. e tendo ele um joelho recém-operado, era inevitável que tecidos ainda frágeis, associados a um corpo ainda não suficientemente treinado, estavam elevando os níveis de dor. Mas os tecidos não estavam frágeis a ponto de se lesionarem novamente, pois ele não realizava na rotina de trabalho gestos que pudessem romper o novo ligamento. Isso tinha que ficar claro também. Era necessário que L.L. compreendesse que, para desempenhar as funções profissionais enquanto tratávamos da recuperação do joelho até atingirmos a aptidão física ideal, seu desafio era a superação das dores. Assim como um grande touro luta com toda a energia contra o toureiro, mesmo com o dorso cravado de espadas, iríamos fortalecê-lo juntos e ele continuaria a trabalhar no que amava apesar das dores.

A L.L. cabia o compromisso de cumprir os exercícios, a mim, a tarefa de mostrar quais eram os objetivos para cada proposição e fazer da fisioterapia na clínica uma extensão do trabalho físico, que ele já realizava em sua profissão diária. Ou seja, tinha que considerar diariamente quais tipos de atividade eram exigidas de L.L. na ambulância e adequá-las ao tratamento. Se no dia anterior ele havia atendido muitas ocorrências intensas que sobrecarregaram o joelho em tratamento, eu realizava uma reabilitação que envolvia cargas menos intensas. Se no dia anterior as ocorrências na ambulância tivessem sido mais amenas, eu aproveitava para impor um pouco mais de atividade física.

Eu sempre tinha de ser esclarecedor, é uma premissa pétrea: esclarecer para engajar, para obter a aderência do paciente. Um indivíduo

186

CAPÍTULO 11: O PERFIL ATLÉTICO E ATIVO LABORAL

aderido ao tratamento extrapola a confiança para além da fisioterapia. Ele se sente mais seguro, pois sabe o motivo da dor naquele dia, onde estava doendo, como tentar driblar as dores durante o trabalho, adaptar alguns gestos, cumprir a rotina sem amplificar demais o desconforto percebido. Deve-se doer apenas o necessário, sem sensibilizar mais do que isso.

E uma arma para manter essa aceitação e permitir que a reabilitação e o trabalho de L.L seguissem seus cursos estava no esporte. Ele estava vetado de praticar o jiu-jítsu com todas as habilidades até a alta da clínica. Mas por que não realizar durante a fisioterapia alguns gestos simulados, controlados, que remetam às memórias do esporte para facilitar seu compromisso em superar os desafios da dor? Fui além de incentivá-lo a realizar o esporte durante a reabilitação, encorajei-o a voltar à academia de artes marciais para fazer alguns exercícios que o joelho já tolerava, entre amigos, desfrutando do ambiente que lhe acolhia tão bem. Essa exposição à sua atividade esportiva era minha carta na manga para conseguir manter a mente de L.L. leve o suficiente para tolerar as dores que o incomodavam. E uma maneira de não incomodar é colocarmos como primeiro plano no cérebro coisas tão fortes quanto uma dor. Para L.L., jiu-jítsu era uma paixão.

Ele passou a frequentar novamente o tatame e a realizar somente o que eu permitia. E ele cumpria. Lembra quando falei anteriormente sobre confiança e engajamento? Então, ele sabia o que podia fazer por confiar em mim, e eu confiava que ele não extrapolaria por acompanhar toda a sua aderência a cada tratamento proposto. Acessamos memórias brandas em seu cérebro, que todos os dias, apesar da dor, eram reacessadas e lhe davam conforto.

Conseguíamos assim seguir com o tratamento do joelho e fazer com que L.L. continuasse em suas atividades diárias de salvar vidas.

Se havia dor? A dor dos outros deitados na ambulância era muito maior.

ACREDITE: A VIDA **SEM DOR** É POSSÍVEL

Foram quatro meses de tratamento com esse enfoque. L.L. ainda está em reabilitação enquanto escrevo este trecho de nossa convivência na saga abençoada de aprendizado mútuo. Eu tento ajudá-lo a prosseguir com seus sonhos e ele procura entender como continuar a realizar o que ama. Sabendo cada vez mais lidar com suas queixas após dias de luta e dias de glória. E nossa fisioterapia vai se adequando a cada um deles.

Conseguimos obter sucesso no tratamento ao focarmos não apenas no físico, mas ao trazermos a consciência do paciente para dentro da conduta terapêutica, pois ali estão outras fragilidades que constituem a produção da percepção de dor, construindo novos hábitos, estilos de vida e maneiras de lidar com a emoção. Aliás, continuaremos nessa construção até os nove meses de reabilitação.

Neste capítulo, verificamos um perfil misto de paciente atlético com ativo laboral, em que o indivíduo tem o perfil esportista, com o esporte sendo um item primordial em sua vida, além do perfil ativo, com trabalho laboral que demanda o uso de grande força física.

Faça você, leitor, este exercício físico e mental: se conseguir repetir uma vez um gesto de seu interesse com a parte do corpo que dói, você cumpriu a tarefa ao seu modo. Pode ter doído, mas você a cumpriu! Foque no êxito! Você jamais pode deixar de fazê-lo pela dor! Desperte o prazer de realizar o gesto para que cubra o desconforto produzido.

CAPÍTULO 11: O PERFIL ATLÉTICO E ATIVO LABORAL

RESUMO DO TRATAMENTO

Reabilitação de ligamento cruzado anterior de joelho associado à terapia cognitivo funcional para aliar tratamento de uma lesão real às exigências mentais advindas da rotina profissional de L.L. e da ausência temporária de seu esporte de interesse.

Cada indivíduo terá um protocolo individualizado, organizado em progressão funcional de fortalecimento de suas habilidades físicas para não exacerbar tensões no enxerto colocado no lugar do ligamento rompido. Com algumas premissas inegociáveis (como correr e saltar somente após cerca de três meses da cirurgia, gestos de girar sobre o membro operado apenas após cinco meses de reabilitação), a conduta seguia a evolução das habilidades motoras, das mais simples para as mais complexas.

Nas três primeiras semanas, período antes do retorno ao trabalho após a cirurgia, o ato de agachar (tarefa que deveria estar adequada novamente à volta aos serviços de socorrista) foi iniciado com a exposição até a altura do ato de sentar em uma cadeira, sempre propondo exercícios que imitassem o levantamento de uma maca. Também já era possível simular subidas e descidas de degraus. Tudo com foco nas tarefas que ele precisaria voltar a realizar muito em breve.

Fortalecíamos diariamente músculos do tronco do quadril com muita carga para que pudéssemos dar um suporte extra de aptidão física ao seu corpo, a fim de tolerar mais facilmente todo o peso dos equipamentos que ele carregava em suas mochilas e maletas. Fortalecendo músculos no entorno, tentávamos aliviar a carga imposta ao joelho recém-operado.

Além de pensar em seu físico para as atividades profissionais, era preciso ainda treiná-lo a voltar a correr, saltar, girar o corpo sobre a perna, ou seja, retornar às atividades do esporte e, no caso dele, isso significava lidar com as dores. Não tinha o objetivo de cessar completamente os desconfortos, mas, sim, de fazer da exposição ao exercício simulado uma maneira de, além de melhorar sua aptidão física, atuar em seus pensamentos, a fim de que as repetições exaustivas das tarefas na fisioterapia, em conjunto com a compreensão sobre o que ocorria em seus tecidos, pudessem transformar memórias traumáticas que disparavam a dor como alerta em memórias mais brandas de que nada estava sendo afetado na cirurgia.

Os níveis de ansiedade e medo de se movimentar eram acompanhados. Percebendo uma evolução perturbadora nesses níveis, decidi fazê-lo retornar ao tatame para simulações adaptadas de seu esporte e, assim, minimizar inquietações mentais que pudessem ser deletérias aos nossos objetivos. Com sucesso, seguimos nesse caminho até o quarto mês do pós-operatório documentado nesta obra.

OU VOCÊ CONTINUA O CURSO DA VIDA OU DESISTE. DESISTIR LHE ACRESCENTA O QUÊ? QUAL É O BENEFÍCIO DA FRAQUEZA EM SEU LEGADO? SE ESTÁ DESTROÇADO(A) E RENDIDO(A) À DESESPERANÇA, NÃO SE ESQUEÇA DE QUE SÓ SE MANTÉM A ESCURIDÃO POR QUERER TRILHAR O MESMO CAMINHO QUE JÁ NÃO EXISTE NESTE PLANO. MAS, OLHE, HÁ OUTRAS ESTRADAS RECHEADAS DE PAZ PARA QUE VOCÊ SIGA E REENCONTRE ADIANTE O TRECHO QUE FORA PERDIDO. DUVIDA? VOCÊ JÁ NÃO TEM NADA A PERDER. ENTÃO, POR QUE NÃO ARRISCAR?

CAPÍTULO 12:
O PERFIL SEDENTÁRIO
– O DIÁRIO COMO
ALIADO

D.M., 49 ANOS, SEXO FEMININO, DONA DE CASA, VIÚVA. UMA MU-
LHER QUE CONVIVEU COM PERDAS AO LONGO DE SUA EXISTÊNCIA, MAS QUE CON-
SEGUIA, COM OS PRÓPRIOS ESFORÇOS, SUPERÁ-LAS E APRENDER COM CADA CATÁSTROFE
que por um tempo a consumia. Perdeu o marido e o filho, vítimas de um
acidente de trânsito enquanto voltavam do sítio da família.

Foi para lá, para aquele sítio, que D.M. se mudou após a tragédia.
Ali, queria ter o convívio diário com as lembranças das últimas garga-
lhadas de seus amores durante uma reunião de amigos, horas antes
de partirem. Para alguns, poderia ser um ambiente pesado, triste. Mas
para ela era um lugar de paz. Partiram o marido e o filho após brinda-
rem à vida. E D.M. tinha uma fibra inabalável de entendimento sobre
cada etapa imposta pelo destino.

Após a tragédia, apresentava-se com a mente em riste, mas o corpo demonstrava os sinais do tempo, interpelado pela ausência abrupta de pessoas tão queridas. Tinha um corpo magro, cabelos grisalhos
compridos, despreocupados com a ausência de tinturas artificiais, o
que lhes dava uma feição de anciã.

Seu sítio vivia rodeado de amigos de longa data que faziam flo-
rescer semanalmente os sentimentos de prazer, como acontecia antes
da fatalidade. Seus familiares já não frequentavam o local pela dor da
lembrança que, diferentemente dela, não conseguiam suportar.

CAPÍTULO 12: O PERFIL SEDENTÁRIO – O DIÁRIO COMO ALIADO

Seus passatempos eram a leitura e o cuidado com as plantas. Passava o dia entre as duas tarefas simples, mas que a faziam se distrair e exercitar a lucidez. Não possuía muitos afazeres domésticos. Tinha uma funcionária para as tarefas práticas do lar. Confinava-se naquele espaço, seguindo seu caminho como se suas aspirações agora fossem apenas deixar o tempo passar, mantendo a mente sã, três anos após a perda.

Em uma manhã de final de semana, D.M. acordou e iniciou o ritual diário: tomar banho e cuidar da higiene bucal para depois fazer uma leitura de algumas páginas de um livro, deitada na rede da varanda. Não costumava mais tomar café da manhã, interrompeu a prática quando se viu sem a companhia da família para conversar sobre a agenda do dia durante o desjejum.

Ao sair do banho, no entanto, D.M. escorregou no tapete de crochê verde que enfeitava o piso do cômodo e torceu o tornozelo. A dor não foi de grande intensidade, pois ela já havia sentido tapas mais doídos da vida, mas incomodava. O tornozelo inchou e passou a dificultar suas poucas caminhadas dentro de casa.

A princípio, D.M. nada fez, sequer procurou um serviço médico para investigar o problema. Pensava que naturalmente tudo se resolveria e aquele incômodo mais cedo ou mais tarde cessaria. Mas não cessou. Passaram algumas semanas até que recebeu a visita de um amigo médico, que foi com a família passar um domingo, aproveitando a piscina do sítio e a agradável companhia de D.M.

Durante uma conversa, o médico perguntou a D.M. se ela não aceitaria retribuir a visita indo à casa dele para espairecer. Mas ela declinou o convite utilizando como um dos argumentos o fato de ter torcido o tornozelo dias antes e ainda sentir um desconforto ao caminhar.

O médico-amigo pediu para avaliar o local e constatou um leve edema residual, com queixas de dor quando a região era pressionada com os dedos. Ele buscou em seu automóvel um receituário, prescreveu um analgésico e fez a solicitação de um exame de imagem para a investigação do quadro, além de encaminhá-la para a fisioterapia.

Eis que alguns dias após a visita do amigo, ela surge na clínica de reabilitação. Já de posse do resultado do exame de imagem, nada constava de alteração tecidual local, mas ainda havia queixas de dores.

Alguém poderia dizer: "Rogério, mas se no exame não apareceu nada de anormal, por que o local ainda inchava?".

Eu respondo. É uma dúvida muito comum quando temos um inchaço após algum evento traumático, mas os exames nada apontam, e é de fácil explicação. Pensem comigo: a primeira coisa que acontece no corpo quando sofremos um trauma de qualquer intensidade é o rompimento de vasinhos e o esparramar de líquidos corporais pelo local. Pode não acontecer nada de grave, mas ao menos algumas veias e vasinhos se rompem, o que causa esse inchaço. Por si só, não é um indicativo de algo mais sério se os exames não confirmam que tenham ocorrido outras lesões.

Identifiquei o baixo nível de aptidão física da paciente e das estruturas envolvidas na execução dos movimentos seguros daquele tornozelo. Talvez continuasse a inchar, pois, uma vez que a musculatura que reforça o local estava enfraquecida, o inchaço seria resultado dos esforços diários sem a adequada aptidão física no local.

De posse dessas informações, verifiquei a instalação de uma dor crônica de tornozelo inespecífica, quer dizer, sem que houvesse uma lesão no local que justificasse a causa da dor. Passei a pensar como abordar a dor persistente para esse perfil de paciente.

Percebi a forte ligação de D.M. com o local onde residia e as boas lembranças que tinha ali. Um ambiente de academia, como o da minha clínica, talvez não oferecesse muita vantagem para resolver o problema de seu tornozelo. Ou mesmo para poder concentrá-la na educação sobre a dor e na compreensão das emoções e dos comportamentos

CAPÍTULO 12: O PERFIL SEDENTÁRIO – O DIÁRIO COMO ALIADO

que estivessem amplificando sua percepção dolorosa, que, mesmo branda, atrapalhava sua rotina física. Então, resolvi propor que realizássemos as sessões da fisioterapia em seu sítio, a alguns quilômetros dali. Aproveitaríamos a relação de harmonia que tinha com a casa para tentarmos um engajamento e progresso adequados.

Consegui aconchegá-la. D.M. ficou feliz a ponto de levar alguns cartões de visita meus para distribuir aos amigos. O primeiro elo estava criado, sempre pensando em adequar o tratamento da dor crônica ao perfil do paciente e, assim, conseguir a confiança e a aderência necessárias para o sucesso da reabilitação. Nós nos reuníamos bem de frente a um belo pomar, onde o limoeiro e a jabuticabeira tinham os nomes do marido e do filho, respectivamente.

"Meu marido era um pouco azedo, por isso ele é o limoeiro", disse ela, rindo. "E meu filho era firme por fora, mas doce por dentro, como uma jabuticaba."

Cada minuto da sessão de tratamento era um esforço sobre-humano para não ir às lágrimas diante daquelas duas árvores e daquelas histórias. Nunca tinha visto o rosto daquelas duas pessoas, os amores da vida de D.M., mas só com a descrição tão carregada de afeto eu já imaginava como eram felizes juntos. Ao mesmo tempo que queria chorar, um impulso de força para auxiliar a resolver as queixas de D.M. tomava conta de mim, e eu empenhava cada milímetro de minha experiência para ajudá-la.

Os exercícios respeitavam os limites sutis que a paciente me apontara ao longo da vida em sua rotina de tarefas. Não teria por que ir além de fazê-la voltar ao ponto de antes do trauma ortopédico, a não ser que fosse da vontade dela aproveitar para aumentar sua demanda física e exercer novas atividades com o corpo. Mas não era o caso dela. Sua vontade era apenas voltar para o mundo que sempre a manteve em paz.

Conversávamos muito sobre como uma dor poderia aparecer sem que houvesse uma lesão no tornozelo. Eu explicava que é comum, que a dor não surge somente por uma lesão. Na realidade, todas as dores surgem no cérebro mediante uma ameaça percebida em algum local do corpo. Algo que o cérebro julga ser uma ameaça pode ser amplificado pelas emoções de cada um de nós e pela forma como aprendemos habilidades físicas e mentais para interagir mais ou menos com o sofrimento.

E, por se tratar de um julgamento, dependendo das armas que o cérebro tenha para o entendimento, ele pode avaliar as situações de maneiras diferentes, pensando ser mais ou menos ameaçador aquilo que ocorre de forma diferente em uma parte do corpo, e fazendo a pessoa perceber intensidades diferentes de dor dependendo do caso.

Nessa situação, D.M. torceu o pé. Houve uma experiência aversiva frente a um dano em potencial, sem prejuízo grave aos tecidos do local, mas com alterações leves suficientes para serem percebidas pelo sistema nervoso como ameaça e, mediante o juízo cerebral que considera como ela interage emocional e psicologicamente com situações desagradáveis, ele acionou a resposta à experiência traumática com dor. Essa experiência fixou uma memória, que colocou uma vírgula traumática na história das execuções de gestos similares daquele momento em diante, fazendo com que movimentar o local passasse a ter mais chance de ser percebido como ameaça e desencadeasse a dor como resposta cerebral da percepção.

A mente cria um caminho mais curto e rápido para responder aos movimentos produzindo dor, pensando ser útil, mas não é. Foi, na realidade, uma interpretação equivocada.

Continuei dizendo: "Essas sensações dolorosas tendem a diminuir se melhorarmos o ambiente aqui na perna e, a partir dele, desanuviarmos as emoções aí na sua cabeça que insistem em duvidar que esse seu tornozelo ainda aguenta suas tarefas diárias".

Ela me devolveu com uma pergunta do tamanho de sua perspicácia: "Ou seja, reeducar meu cérebro?".

CAPÍTULO 12: O PERFIL SEDENTÁRIO – O DIÁRIO COMO ALIADO

"É exatamente isso!"respondi com entusiasmo. E prossegui: "Naturalmente, já fazemos isso em outras situações em que não precisamos educá-lo. Por exemplo: você ama calor, mas se muda para a Escandinávia. A princípio sofre com o frio, ele dói! Mas não tem outra maneira a não ser enfrentá-lo. E com o tempo você se acostuma. Pode continuar a odiar o frio, mas ele já não aguça tanto sua sensibilidade. O cérebro não o reconhece mais como ameaça. Faz sentido?".

"Perfeitamente", rebateu D.M.

E assim consegui lhe mostrar como uma dor pode acontecer no corpo sem necessariamente estar associada a uma lesão tecidual importante. E, para que eu pudesse acompanhar a evolução daquela dor e a oscilação dela frente aos exercícios propostos, me recordei de um hábito que ela havia me relatado na avaliação inicial, o da leitura. Aproveitando a proficiência com palavras e livros, pedi que produzisse um diário da dor.

"Como assim, diário da dor, Rogério?", perguntou-me.

"Quero que todas as noites, antes de dormir, você anote em um caderno tudo o que fez e como foi a dor ao longo do dia. Quando a dor apareceu, quanto tempo durou, o que estava fazendo. É um diário das atividades com ênfase em perceber como seu tornozelo ficou em cada momento, dando uma nota para sua dor. Avalie de zero a dez, sendo nota zero quando for ausência de dor e nota dez quando for uma dor similar à pior dor que já sentiu na vida... uma cólica renal ou a dor do parto, por exemplo", expliquei.

"Então devo escrever: acordei de manhã sem dor, nota zero; fiz minha higiene e, blá-blá-blá, sentei para colher jabuticabas e após senti uma dor nota 5... é isso?", perguntou D.M.

"Isso mesmo", respondi. "Faça isso diariamente, e debateremos na sessão seguinte os acontecimentos dos dias anteriores. Assim, acompanhamos como está a evolução de suas queixas."

D.M. gostou da ideia. Passou a produzir um diário simples, mas com conteúdo que denotava sua dedicação à fisioterapia. A cada sessão, eu confrontava seus ganhos com a fisioterapia com as notas para a dor escritas no diário. Elas não aumentavam, apesar de estarmos incrementando sua capacidade física.

O diário servia para que ela percebesse que, apesar do desconforto ainda aparecer ao longo do dia, ele não estava aumentando conforme íamos ampliando a exigência na fisioterapia. Ou seja, se estivesse piorando, à medida que exigíamos mais de seu físico na reabilitação, ela sentiria dores mais intensas documentadas pelo diário, o que não ocorria. Estávamos conseguindo aumentar sua aptidão física.

A cada dia os relatos de dor no diário eram menores e menos frequentes. As dores já poderiam ser consideradas tão pequenas a ponto de D.M. conseguir aflorar seu tino de escritora. E ela ampliou a produção do diário para documentar as memórias de sua vida.

Neste capítulo, debatemos uma linda história sobre como seguir adiante a bênção do viver em um perfil sedentário que me fez aprender tanto quanto ajudar.

Vislumbre além de seu problema. Apesar do que atravessa, muitas vezes nos sentimos ainda mais desamparados por olharmos para o lado e observarmos pessoas seguindo suas vidas com feições livres de penúria e não percebermos o sofrimento, a angústia do outro. Isso nos deixa mergulhados na dor que se apresenta nesse momento. D.M. é uma daquelas pessoas que passaram sorrindo ao seu lado, mas você não sabia o tamanho dos tormentos pelos quais ela passava.

Todos, absolutamente todos, invariavelmente, terão sua parcela de martírio ao longo da história. Se nos tornarmos escravos da dor, a vida para, aguardando a solução que vem de fora, ou cansados, desistimos de prosseguir. Agora, se mudamos o foco para viver, apesar de seja lá o que me acontecer, nada, absolutamente nada o deterá.

CAPÍTULO 12: O PERFIL SEDENTÁRIO – O DIÁRIO COMO ALIADO

Primeiro, atingirá seus objetivos traçados mesmo com a dor persistente. E, pouco a pouco, seguindo adiante, sua dor se acomodará, pois você ocupará corpo e mente em metas que a percepção de dor não lhe impede de ter.

Nós, profissionais de saúde, faremos de tudo para lhe ajudar a seguir, mas estar de pé e movimentar-se rumo à sua jornada é tarefa sua. E você pode. Outros puderam, e outros também pensaram em desistir em algum momento. E em todos os que continuaram, há um ponto em comum, que você também pode ter: perseverança.

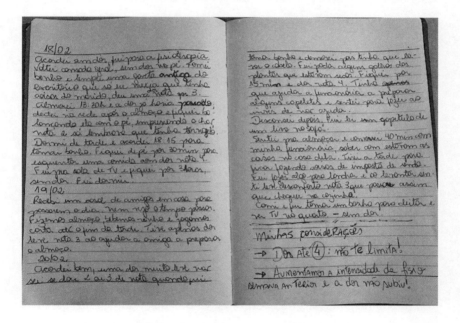

Imagem de duas páginas do diário que D.M. produzia contando como eram seus dias e seus níveis de dor nas atividades diárias. Ao final de cada leitura, eu escrevia minhas considerações sobre o período, para ajudá-la a entender suas queixas na rotina.

ACREDITE: A VIDA SEM DOR É POSSÍVEL

RESUMO DO TRATAMENTO

Entorse leve de tornozelo sem avarias ligamentares presentes nos testes clínicos pertinentes. Nível de cinesiofobia elevado. O edema era pequeno, mas pela história relatada na avaliação inicial se mantinha persistente. Coletei todas as informações para traçar o perfil da paciente e do trauma sofrido.

Iniciei o tratamento pautando a mobilização do tornozelo durante tarefas simples, como o ato de sentar e levantar com pés posicionados em piso duro, com pouca exigência de torções no tornozelo para não exacerbar desconfortos.

Os exercícios se mantinham sempre leves, respeitando a aptidão prévia da paciente, mas evoluíam paulatinamente para pisos mais instáveis, como grama e areia, nessa ordem.

A educação para entendimento de sua dor era constante enquanto realizava as tarefas solicitadas. D.M. aprendia que, como não sabia o que estava ocorrendo no seu pé, por ninguém tê-la explicado claramente, antes, qualquer movimento naquele local o medo e a ansiedade auxiliavam a produzir um desconforto incapacitante. E por responder várias vezes com dor àqueles movimentos, para facilitar a resposta, o sistema nervoso criou uma imagem cerebral da dor e a fixou junto à do movimento. "Imagem é apenas uma forma de representação", falei a D.M. Expliquei: "Entenda a imagem cerebral da dor como conexões nervosas codificadas acionadas para responder com dor ao movimento que seja similar ao que está registrado na memória".

Pouco a pouco, os exercícios eram solicitados com maior intensidade, mas sempre para auxiliar no controle dos movimentos, tendo como teto os limites prévios de sua aptidão física, que eram os de uma pessoa sedentária e que permaneceria assim. Utilizava exercícios não só para o fortalecimento do local, mas como uma ma-

CAPÍTULO 12: O PERFIL SEDENTÁRIO – O DIÁRIO COMO ALIADO

neira de expô-la paulatinamente ao movimentar, evitando acessar as memórias traumáticas.

Pelo diário que D.M. produzia para contar a rotina, a cada dia os relatos de dor eram menores e menos frequentes. Ela seguiu na reabilitação, fortalecendo os membros inferiores, até o momento em que a documentação passou a não apresentar a palavra "dor".

DEBILIDADES LEVES OU DEFICIÊNCIAS EXTREMAS PODEM SE MISTURAR E COMPOR O SEU SOFRIMENTO, E VOCÊ DEVE COMPREENDER QUE A SOLUÇÃO NÃO TERÁ UM REMÉDIO COLETIVO, MAS DOSES PRECISAS DE PRIORIDADES QUE CONSOLIDARÃO UM AMBIENTE REPLETO DE ESPLENDOR DE VIDA QUANDO PERCEBERMOS QUE, SE NÃO TODOS AO MESMO TEMPO, CADA OBSTÁCULO PODERÁ E DEVERÁ SER ULTRAPASSADO, UM A UM, CONCENTRANDO NOSSAS ENERGIAS PARA QUE O TIRO POSSA SER CERTEIRO. FOQUE EM SUA PRINCIPAL QUEIXA E A PERSIGA. ENCERRANDO A BATALHA, VOLTE-
-SE PARA A PRÓXIMA. EXPECTATIVAS MUITO DISPERSAS FAZEM COM QUE NÃO DEDIQUEMOS ATENÇÃO A NADA.

CAPÍTULO 13:
O PERFIL COMÓRBIDO – O DIA DE EDUCAR A AMÁVEL EDUCADORA

C.J., 62 ANOS, SEXO FEMININO, CASADA, MÃE DE TRÊS FILHOS. UMA SENHORA DE CABELOS CUIDADOSAMENTE CURTOS E OLHOS TÃO VERDES QUE SE TORNAM O CENTRO DAS ATENÇÕES DE SEU ROSTO NATURALMENTE MADURO. UMA PROfessora do ensino fundamental aposentada que já cumpriu as obrigações profissionais para, após quatro décadas lapidando raciocínios durante as aulas de Matemática, poder desfrutar do ócio criativo ao lado de seus netos.

Vive pacatamente em uma cidadezinha do interior, onde pode com segurança desempenhar dois de seus maiores prazeres pessoais: dirigir seu automóvel e fazer caminhadas. Deslocava-se com seu carro diariamente entre as casas de suas amigas para um bom bate-papo, para jogos de cartas ou para, juntas, tecerem peças de tricô. Aos finais de tarde, toda a turma de amigas de infância se reunia para se exercitar em caminhadas cheias de energia.

Apesar da disposição, C.J. mantinha uma extensa lista de medicamentos e suplementos consumidos diariamente. Não consigo distinguir quais deles foram recomendação médica para uso contínuo e quais foram "receitados" por conta própria. Mas a lista conta com uma dezena de drogas para hipertensão, ansiolíticos, analgésicos, colágenos, complexos vitamínicos, entre outros.

ACREDITE: A VIDA SEM DOR É POSSÍVEL

Esses tratamentos diários não eram condizentes, até então, com a concepção externa de sua condição física: uma mulher que parecia esbanjar saúde. Talvez essa saúde se apresentasse assim pelos anos de exercícios mentais a que diariamente foi exposta como professora.

Tudo corria bem, no ritmo de uma doce senhora sexagenária, até surgir, durante uma de suas caminhadas, um incômodo na região da perna e do braço esquerdos. Um desconforto que começou meio que sem perceber, sem a lembrança de um momento específico de seu despertar. Uma dor difusa para a qual C.J. não conseguia apontar um local que fosse o ponto de origem.

Era um desconforto suportável, talvez proveniente do avançar da idade e dos efeitos do envelhecimento, que não a abalara. Assim, ela continuou sua rotina sem se incomodar com as pequenas queixas.

Porém, passado algum tempo da primeira percepção dolorosa, C.J. notou que ao caminhar sentia certa dificuldade em posicionar o pé corretamente. Isso a deixou atenta e, a partir daí, começou a investigar com auxílio médico o que poderia estar ocorrendo com sua saúde.

Neurologistas, ortopedistas, reumatologistas, todos fizeram um rastreamento completo do que poderia estar ocorrendo. Exames de imagem dos membros não apontavam qualquer alteração. No cérebro, em uma investigação preliminar, nada foi encontrado como alteração de risco até aquele momento, segundo os laudos radiológicos. Na coluna vertebral, idem.

Mas o problema físico estava ali, e ela foi aconselhada a procurar um fisioterapeuta. C.J. foi orientada pelos profissionais que a atendiam de que algo além da medicação deveria ser proposto para tentar melhorar a habilidade dos membros acometidos.

Quando chegou a mim, já com dores mais intensas, provavelmente amplificadas diante da incerteza da causa de suas alterações motoras, os exames ainda não apontavam qualquer coisa claramente. Quando não se sabe o que causa uma dor, o medo e a ansiedade vão

204

CAPÍTULO 13: O PERFIL COMÓRBIDO – O DIA DE EDUCAR A AMÁVEL EDUCADORA

às alturas, o corpo entra em alerta, há uma hipervigilância aos movimentos. Essa "tensão" excessiva, durante todo o tempo, claro, auxilia no aumento das queixas dolorosas.

Se você mantiver, por exemplo, os punhos cerrados, os dedos apertados, em algum momento, após um tempo sob tensão, a região vai doer, independentemente do que haja de lesão ali. Era o que estava acontecendo naquele momento com C.J.

Seus membros possuíam função preservada, mas sua queixa era de que estavam cada vez mais com comandos mais difíceis de serem executados. E, ao forçar o movimento, doía. Esse sintoma na perna a incomodava, mas a dor também presente no membro superior do mesmo lado me intrigava.

Poderia ter sido um acidente vascular encefálico, um "derrame" subclínico, silencioso, que não teve força suficiente para ser detectado? Os médicos não cravaram nenhum diagnóstico categórico diante daquele conjunto de sinais e sintomas. Mas continuariam investigando. E eu tinha de tratar as dores, já persistentes, e, independentemente de haver ou não uma alteração naquelas estruturas que doíam, tinha de me esforçar para minimizar as queixas com as armas de que dispunha.

C.J. apresentava temor de realizar as tarefas de que tanto gostava, e isso a deprimia. Já abandonara o carro, trocara os calçados por sapatos ortopédicos e não visitava mais as amigas. Imagine você vivendo 62 anos de uma vida sem percalços e, de repente, se depara com o que sua mente achava ser "o início do fim".

Era esse o sentimento de C.J, de que o peso da idade havia chegado de maneira abrupta, arrancando-a de seus prazeres e aprisionando-a num corpo limitado, mas de consciência pujante para continuar a viver.

Aproveitei o fato de ela ser uma ex-professora, alguém que sabe do poder que uma informação correta tem de transformar as pessoas,

ACREDITE: A VIDA SEM DOR É POSSÍVEL

e passei nosso primeiro contato expondo o assunto "dor crônica". Expliquei tudo que poderia estar envolvido sob cada uma das possíveis doenças de base que poderiam ser a causa daqueles sinais e sintomas. E até mesmo caso não houvesse nenhuma.

Expliquei que a dor crônica, independentemente de qual seja a causa, tem um fator comum, qualquer que seja o motivo dessa percepção de alerta que se traduz em dor, e que você já aprendeu por aqui: o ciclo ameaça física – emoções afloradas – convicções pessimistas – estilo de vida – dor. Tudo junto, nessa ordem.

Além de tratar o físico, a meta era tentar elevar sua consciência a um nível maior de esclarecimento e vigor que pudesse dificultar o surgimento de incômodos dolorosos excessivos. E, em sua reação ao diagnóstico definitivo que chegaria dias depois, logo vi que ela conseguiria entender rápido a mensagem.

Passadas algumas semanas, C.J. apresentou uma moderada piora das queixas nos membros, que ficaram mais enrijecidos. Era a informação que faltava para um dos especialistas conseguir finalmente cravar: C.J. passava a conviver com o mal de Parkinson.

Em um primeiro momento, a família receava que a descoberta fosse abalar C.J. Mas não. Inicialmente, ela se sentiu aliviada. Com a capacidade de entendimento aguçada, sabia que ter um diagnóstico, mesmo que não fosse o de ausência de doença, era melhor que não saber contra quem estávamos lutando.

Passados alguns dias, estava marcado um retorno de C.J. à minha clínica. Eu estava ciente de sua condição definitiva antes de ela chegar e convoquei toda a família para estar presente. Era o momento de educar a todos, aproveitando que a doença ainda estava em estágio inicial. Os médicos já haviam iniciado o tratamento medicamentoso necessário para retardar ao máximo a progressão da doença.

Ao me encontrar, C.J. demonstrava um ar de conforto. As queixas de dor ainda estavam ali, mas parte das memórias traumáticas havia

CAPÍTULO 13: O PERFIL COMÓRBIDO – O DIA DE EDUCAR A AMÁVEL EDUCADORA

sido dissipada pelo reconhecimento do que estava acontecendo. Eu precisava ajudar a melhorar ainda mais a maneira como seu corpo lidaria com as exigências do cotidiano.

Pela sua capacidade de compreensão, explanei detalhadamente sobre a doença com a qual passaria a conviver e a importância gigantesca de o exercício físico ser inserido quanto antes em sua rotina. Era relevante que fosse feito numa exposição superior a que tinha antes do surgimento das queixas, para que pudéssemos ter a chance de tentar retardar ao máximo as consequências motoras do mal de Parkinson.

Discutimos novamente a respeito de todos os exames realizados nos membros e de que em nenhum havia danos teciduais, incluindo a perna e o braço que doíam. O que havia eram, na verdade, alterações cerebrais ainda imaturas, iniciais, mas que geravam repercussões nos membros.

Talvez pela baixa atividade física naquele momento, as queixas eram mais proeminentes. E, na hipótese de conseguirmos elevar essa aptidão física, tais alterações poderiam ser reduzidas ou suprimidas.

Pontuei a C.J. que, caso ainda estivesse praticando exercícios de rotina quando as primeiras queixas surgiram, talvez as consequências posteriores tivessem sido retardadas, fazendo com que o problema fosse descoberto somente mais tarde. Mas o destino quis que estivesse com os músculos destreinados para que, quem sabe assim, pudesse perceber aquela rigidez de maneira mais clara e, por fim, ser diagnosticada.

"Agora é a hora de irmos atrás das soluções. Chegar até sua idade é um privilégio, e só não chega até ela quem morre antes. Mas envelhecer, em algum momento, vai trazer consequências. Temos que pensar na dádiva de estarmos vivos e de ver os netos crescerem, e não nas consequências de envelhecer. E o que nos resta é nos dedicarmos para que esse enfrentamento seja o mais pleno possível, para que consigamos continuar a viver mais e com qualidade. Isso passa por uma mudança de atitude que deve começar aqui e agora", falei para C.J.

Observei-a reflexiva, absorvendo com vivacidade cada informação que eu repassava. Em vez de continuar a explicar sobre suas dores, resolvi aproveitar seu conhecimento como educadora e, pelo conteúdo que ela já sabia sobre seu problema, perguntar: "Você tem dúvida de que suas dores não vêm de lesão em seus braços, pernas ou coluna?".

"Não tenho dúvidas. Sei que não vêm deles", respondeu C.J., com firmeza.

Imediatamente completei: "Então, eu e cada uma dessas pessoas aqui presentes estamos imbuídos de ajudá-la a iniciar essa nova etapa. Para vencermos a guerra, devemos vencer a batalha contra essas dores. Você deve voltar a realizar as tarefas que sempre lhe deram prazer e, junto com os médicos, a guerra só poderá ter um lado vencedor, o seu".

Aceitação e comprometimento, dois sentimentos que consegui perceber em apenas um sorriso após me calar. Passei a ouvir a família dizer tudo o que eu precisaria falar, como se já estivessem acompanhado algum atendimento meu: "Mãe, você já passou por problemas mais sérios e conseguiu. Lembra quando achou que não daria conta mas deu?". Essas foram algumas das interações entre a família e dona C.J. que a encheram de vontade de lutar.

Fiz a minha parte em educar a todos e segui com o papel de também orientar os exercícios pertinentes para aquele momento em que C.J. gravitava física e emocionalmente. A regra para esse caso: tarefas que fizessem emergir memórias afetivas, como caminhar ou um bordar com as parceiras de tantos anos. E à medida que o desconforto fosse diminuindo com o aumento da aptidão física, nós a exporíamos a tarefas mais complexas.

O quadro clínico de Parkinson seguiu estagnado pelo tempo que estive próximo a C.J. Nosso laço se desatou para que o trabalho seguisse

CAPÍTULO 13: O PERFIL COMÓRBIDO – O DIA DE EDUCAR A AMÁVEL EDUCADORA

dali em diante com outro profissional, mais próximo dela fisicamente, e sem a sombra de meus cuidados, para que ele criasse vínculos tão sólidos quanto os que C.J. criou comigo. Era um profissional que não exigiria tanto esforço dela para se deslocar de cidade para o tratamento. Ela seguiu firme na luta física e mental contra o cárcere da dor e do sofrimento.

Sinto-me transbordando de alegria quando me lembro da primeira vez que falei com sua filha, algumas semanas depois dessa sessão: "Minha mãe parece que virou uma chave na cabeça, Rogério. Está na fisioterapia três vezes por semana, animada, caminha já na metade do tempo que ela fazia antes, dirige para todos os lugares, ainda sente desconforto, mas diz 'qual velho não tem uma dor aqui e outra ali?'".

Neste capítulo, analisamos a história de um perfil comórbido que se apresenta com uma doença de base paralela à dor crônica. O exercício e a educação do paciente podem auxiliar não só na remissão do quadro de dor, mas também na melhora do quadro geral da enfermidade paralela.

Se sua história for parecida com a de C.J., saiba, sinta e faça prevalecer que: há sempre uma saída! Ou você vai permitir que haja somente dor em seu horizonte? Pense comigo. Se uma ínfima parcela das dores persistentes são diagnosticadas como graves, não vale a pena olhar o Sol após um período de escuridão?

O Sol nasce e se põe todos os dias. Em um período, nos brinda com o calor, a energia para as plantações crescerem e nos alimentarem, em outro, a luz se afasta. Podemos estar num momento de trevas, mas certos de que a existência é cíclica e que devemos valorizar o que está por vir, já que, para a luz regressar, depende de nossas ações desde já. A noite pode ser às vezes perturbadora se estivermos sozinhos numa rua escura, mas no acalento de um lar, entre a família e amigos, a noite ganha outro tom. Entre os tempos de luz, qual noite você quer vivenciar? A escolha é sua. Eis-me aqui para lhe garantir. Há vida além da dor.

RESUMO DO TRATAMENTO

Devido a C.J. morar em uma cidade distante de minha clínica, meu trabalho teria que contar com muito empenho não só dela, mas também da família e de colegas fisioterapeutas de sua cidade. Era necessário que pudessem manter as condutas que eu prescrevia a cada visita da paciente, claro, sendo livres para acatarem ou não minhas sugestões.

Suas dores iniciais estavam focadas na região do tendão de Aquiles na perna. Tendão de Aquiles, ou tendão calcâneo, é um dos nomes dados àquela fita grossa que temos bem atrás, logo acima do calcanhar, e que nos ajuda a movimentar o pé "para baixo", a ficar na ponta do pé. Esse incômodo poderia ser confundido com uma inflamação ou lesão no local, o que posteriormente se descobrira não ser a causa principal das queixas.

Boa parte da intensidade das dores vem de um temor do cérebro de que ocorra piora das possíveis lesões instaladas. E, frente às alterações físicas que possam estar acontecendo, o cérebro devolve a dor.

As alterações físicas poderiam ser consequência da causa diagnosticada, mas também de uma má adaptação dos movimentos realizados pelo braço e pela perna. Esses membros, por medo ou proteção, deixaram de se movimentar como antes, destreinando os músculos, causando fraquezas e aumento da sensibilidade dos tecidos e, desse modo, amplificando as queixas.

Assim, prescrevi a ela um protocolo de exercícios com exposição gradativa, controlando o nível de temor que cada exercício poderia impor. A ideia era começar com tarefas menos receosas e que rememoravam sua rotina antes prazerosa. Com isso, eu poderia tentar manter sua capacidade de ser producente fisicamente enquanto outros tratamentos medicamentosos faziam seu papel.

CAPÍTULO 13: O PERFIL COMÓRBIDO – O DIA DE EDUCAR A AMÁVEL EDUCADORA

Conseguiríamos então manter sua aptidão física, um padrão de bem-estar aceitável.

Com essas orientações domiciliares e para a fisioterapeuta que a acompanharia em sua cidade de origem, C.J. foi para sua casa, e a monitorei quase diariamente por intermédio de sua filha, que me passava as condições físicas da querida mãe. C.J. colocou algumas sugestões dos exercícios em prática, como o retorno ao volante por pequenas distâncias, e a fisioterapeuta continuou a incentivando em atividades como pequenas caminhadas e afazeres domésticos, além do aprimoramento da função física global, o que poderia ajudar a mente a relaxar os alertas de dor devido a um corpo cada vez mais fisicamente treinado.

ESQUECEMOS ÀS VEZES QUE ENVELHECER É UMA NATURAL E CONTÍNUA TRANSFORMAÇÃO DO PLENO EM FALHO, DO HABILIDOSO EM MENOS APTO. MAS PODEMOS TORNAR ESSE PROCESSO MAIS LENTO E AFÁVEL, OU NOS ESPECIALIZARMOS EM SOBREVIVER COM NOSSAS HABILIDADES, TALVEZ FALHAS, MAS PLENAMENTE APTAS. DESCUBRA COMO CONVIVER COM O ENVELHECER. DESFOQUE A ATENÇÃO DAS PERDAS AO QUE ANTES SEU CORPO RESPONDIA E SEJA UM ESPECIALISTA EM SER EFICIENTE COM MENOS À DISPOSIÇÃO. O SEGREDO NÃO É A COLHEITA FARTA DE PLANTIO FARTO, ESSA MÉTRICA É SIMPLISTA DEMAIS. DESAFIE-SE!

CAPÍTULO 14:
O PERFIL IDOSO – AO CONTRÁRIO DE INFANTILIZAR, DÊ--LHES A CHANCE DE VOLTAREM A SER PROTAGONISTAS DE SUAS VIDAS

TENHO UMA AFEIÇÃO SOBRECOMUM A IDOSOS. MUITOS TÊM COM CRIANÇAS, OUTROS COM ANIMAIS. NÃO IMPORTA POR QUAL SER VIVO SEU CORAÇÃO PULSA MAIS FORTE. NÃO SEI SE ISSO OCORRE POR EU TER NA FIGURA DE MEU AVÔ Liporaci um de meus alicerces morais... Mas depois que eu já era um homem estabelecido, um de meus mentores intelectuais na vida adulta foi o prof. dr. José B. Volpon, catedrático de primeira linha da Faculdade de Medicina de Ribeirão Preto. E ele sempre me dizia: "Crianças carentes já têm muita atenção por parte de organizações não governamentais (ONGs), instituições afins e até de abnegados que cuidam. Idosos, estes não possuem a mesma atenção. E com

ACREDITE: A VIDA SEM DOR É POSSÍVEL

o envelhecimento do país, cada vez mais surgirão pessoas carentes na terceira idade, precisando de cuidados. Não só carentes financeiramente, mas carentes da atenção de filhos e pessoas próximas que, progressivamente, pela vida atribulada, terão menos tempo de dar-lhes o afago necessário".

Já o vô Liporaci, para me dar ainda mais da sabedoria do idoso, dizia: "Eu não sou velho. Estou usado". E caía na gargalhada sempre que soltava essa pérola!

Idosos carregam consigo o produto do envelhecimento e das consequências de anos de uso do corpo. Faz parte! Não pode ser interpretado como fardo se é algo que todo ser humano há de passar, se for concedida a dádiva do envelhecer até a terceira idade. O que não podemos fazer com os idosos é oferecer os extremos do cuidado.

A falta de atenção ou o excesso de precaução. A falta, depois de décadas de vida dedicada ao trabalho e à família, represa o indivíduo na tristeza, no desamparo. Ele se sente um estorvo.

O excesso de precaução nos faz infantilizar o idoso, pelo medo de que lhe possa acontecer algo de ruim. Podemos torná-los excessivamente passivos, ao contrário de incentivá-los a utilizar o corpo e a mente nos limites que lhe permitem. Vemos isso quando fazemos tudo por eles para "que não se cansem", desde buscar um copo de água até não deixar que caminhem por medo de que caíam. O excesso é tão ruim quanto a falta.

O meio-termo é o melhor caminho sempre. E na busca do meio-termo da atenção, podemos nos deparar com idosos que sentem suas dores pelo corpo em decorrência da idade. São joelhos doloridos de anos de trabalho físico, braços estafados de tanto torcer e pendurar roupas no varal... e esses seres iluminados merecem a atenção necessária para que não precisem ser privados de suas rotinas e possam se manter ativos até o fim de sua jornada na Terra, com prazer e indenidade.

CAPÍTULO 14: O PERFIL IDOSO

Na rotina clínica, me defrontei com diversos casos de dores crônicas em idosos. Dois deles, A.C. e S.C., marcaram minha trajetória com alegria.

A.C. era um homem do sul do Brasil, com quase 70 anos de existência, cuja feição sisuda escondia um lado extremamente amoroso e apegado à convivência com a família e amigos. S.C., sua esposa, pareada com A.C. em idade, tinha cabelos curtos e maquiagem sempre impecável para combinar com o belo sorriso de prazer pela vida, que por alguns períodos era substituído pela preocupação com a saúde de seu grande amor.

A.C. havia sofrido um acidente vascular encefálico (AVE), o popular derrame, que o deixou entre a vida e a morte. Mas, felizmente, sobreviveu. A família comemora agora sempre duas datas de aniversário: a oficial e a do dia em que teve o fatídico AVE, seguido de três paradas cardíacas revertidas com sucesso. Não seria daquela vez que ele deixaria de brincar com sua linda neta, apelidada carinhosamente de Faísca, pela vivacidade e plena energia de uma criança de poucos anos.

Mas o episódio deixou algumas sequelas. Havia queixas sobre o lado esquerdo do corpo, que tornava difícil o retorno à sua rotina de ir ao sítio, cuidar da casa, dirigir e caminhar. Ah, e fazer palavras cruzadas.

Alguns meses após sair do hospital, o casal me procurou. A esposa queria ver A.C. novamente ativo. Sentia falta até do estilo mandão do marido. Embora nada tóxico, ele tinha seu lado turrão. Percebi em A.C. um homem descontente, desconfiado, um tanto "entregue" às limitações. Por não saber até onde conseguiria melhorar as suas queixas, isso o deixava um tanto amargurado.

As fraquezas musculares, desenvolvidas pela diminuição da mobilidade dos membros acometidos pela sequela do AVE, desencadeavam dores ao movimento. Tentava fazer força para usar um dos membros descoordenados agora pela consequência do derrame e, por não

ACREDITE: A VIDA SEM DOR É POSSÍVEL

conseguir, insistia. E, por insistir, incomodava. Para não incomodar, passou a deixar de tentar usar. E cada vez mais o braço e a perna esquerdos ficavam comprometidos e menos funcionais.

A.C. utilizava um andador para caminhar, um dispositivo auxiliar de locomoção. Mas, mesmo assim, pouco caminhava em sua rotina. Não era só o caminhar que havia perdido, também havia deixado de fazer suas tarefas domésticas, não tomava banho sozinho e se confinava em casa, sem sair para quase nada.

Veja você quão torturante deve ser a uma pessoa cuja consciência está plena e que num momento desmaia e, ao acordar semanas depois, vê seu corpo limitado. A dor não vem só das tentativas de se movimentar, a dor vem da alma, de se sentir aprisionado.

Nosso primeiro contato foi um bate-papo franco com o casal. As informações de S.C., sua esposa, foram fundamentais, pois ela era a cuidadora e também tinha de ser parte do foco do tratamento a ser proposto. Por S.C. ser os braços e as pernas auxiliares de A.C., ela sofria junto e merecia toda a atenção que eu pudesse dar para que fizesse parte do processo de superação não só do marido, mas também da parceria de décadas entre os dois.

Nele, o objetivo tinha de ser retomar a inteireza física possível para uma continuidade livre de auxílio de terceiros. Para ela, a tarefa era um pouco diferente. Eu tinha de educá-la a sair do cárcere da preocupação com a saúde do marido e fazê-la entender cada passo traçado, acompanhar cada meta para, com esse entendimento, libertá-la da angústia. Não bastava melhorar as habilidades de A.C. e correr o risco de tudo ser desfeito se sua esposa não fosse partícipe para manter seu encorajamento quando estivesse longe de minha presença.

Você, fisioterapeuta que estiver lendo isso, acha complicado demais na sua rotina clínica inserir uma atenção mais integral dessa forma, cuidando do paciente e trazendo o companheiro para dentro do

CAPÍTULO 14: O PERFIL IDOSO

tratamento? Tenho certeza de que se pensa que é complexo um atendimento amplo assim é por desconhecimento do tamanho da repercussão positiva que dá nos resultados que buscamos. O custo-benefício vale muito a pena.

É uma satisfação sem tamanho enxergar um casal junto há tantas décadas vivendo plenamente de novo com sua ajuda, desamarrando mitos sobre o problema, entendendo o que se passa, vibrando junto com as conquistas. Cada melhora dele é um pedaço do coração dela que se reconstrói. Não prive seus pacientes disso.

Ao perguntar a A.C. sobre o que mais o incomodava, ele me disse: "A primeira queixa até a décima é parar de me incomodar ao caminhar. A 11ª é poder dirigir".

Ele quer voltar a depender somente dele mesmo o máximo que puder. E se há chance para isso, temos que comprar o sonho do paciente.

Pedi a participação da esposa na empreitada. S.C. devia ouvir minhas explicações junto com A.C. para ter clareza do que se passava, saber nomear o que ele tinha, como se desenvolveu, o que fazia piorar os movimentos, em que poderia auxiliar em casa para manter os ganhos obtidos na clínica, pois, se fosse educada sobre o quadro dele, conseguiria ampliar notadamente a maneira como enxergava o ambiente onde as limitações de A.C. ocorriam e como poderia ajudá-lo a enfrentá-las.

Ela já tinha uma ideia fixa de não querer infantilizá-lo. Queria A.C. ativo, queria ver de novo o homem pleno pelo qual se apaixonou e com quem criou com tanto amor os dois filhos. Mas eu tinha que colocá-la a par do seu momento atual. Mostrar que, por exemplo, tentar forçá-lo a cumprir tarefas que ele ainda não conseguia realizar poderia ser deletério e criar ansiedade e não aderência ao tratamento.

"Ele tem possibilidade de melhora física, dona S.C., as sequelas do AVE no caso do senhor A.C. foram pequenas, ele teve muita sorte. Mas vamos, passo a passo, como disse o poeta: um passo adiante e já não estamos mais no mesmo lugar", falei para S.C.

ACREDITE: A VIDA SEM DOR É POSSÍVEL

No início, S.C. teve dificuldade de entender tudo o que se passava com o marido. E, na ânsia de querer a independência de A.C. dentro do lar, realmente aconteceu o que eu previa: ela acabava despertando ansiedade e irritabilidade no parceiro. Mas era amor, era vontade de ver o companheiro mais livre. E eu fazia questão de repassar com ela cada ponto positivo que atingíamos na terapia e como foi alcançado, o que foi feito e por que foi feito.

Essa participação do parceiro é fundamental, para que ela se acalmasse e fosse um catalisador das melhoras dele fora da clínica, e não um freio para o sucesso pela angústia de não atingirmos o objetivo do dia para a noite.

A.C. e eu nos tornamos parceiros. Toda a marra do primeiro dia da chegada foi substituída por um carinho mútuo. A receita? Simples: querer para ele o que gostaria que fizessem comigo. Éramos um time, ele, a doutora e eu, um jeito cômico com que ele nomeava sua esposa para mim, pois ela estava tão concatenada em ajudar a resolver as mazelas momentâneas do esposo que sabia decorado cada medicamento a tomar. Mas eu queria ainda mais dela naquela caminhada.

A baixa aptidão física de A.C. pelo período acamado no hospital associada à sua idade um pouco mais longeva, com natural diminuição de disposição, e as sequelas motoras do AVE proporcionavam gatilhos importantes para maximizar debilidades emocionais, e essas debilidades maximizavam suas fraquezas físicas. Esse "curto-circuito" produzia suas dificuldades de movimento e de uso do corpo. Seria um erro pautar apenas pela sua cronologia. Isso não responde a todas as deficiências apresentadas e pode dificultar nossas metas, por pensarmos que "idosos que começam a ter problemas assim não têm mais solução".

Eu tinha que achar o ponto de equilíbrio para ser assertivo em cada um desses gatilhos, então nada melhor que remeter minhas condutas a tarefas domésticas que ele realizava nos anos anteriores ao fatídico derrame cerebral e encorajar não só os afazeres domiciliares

CAPÍTULO 14: O PERFIL IDOSO

(para o que se pode ter a habilidade prévia mas nem sempre se gosta de fazer), mas também a ocupar a reabilitação física com a reconstrução das emoções por meio dos exercícios. Como quando descobri seu prazer de caminhar pelas ruas com seu cachorro.

Assim, também fazíamos caminhadas nos arredores da clínica, em subidas e descidas. Sim! O fisioterapeuta tem que ir a ambientes até fora da clínica para a exposição ser ao vivo, simulada, ao que ele necessita. Começamos com o uso do andador, depois A.C. passou a se apoiar em mim e, posteriormente, usava somente uma bengala.

A cada sessão eu o educava sobre qual era o objetivo de cada exercício, como estavam suas rotinas em casa, o que comeu, como acordou, como estava seu humor. Eu tinha que entender tudo para devolver o ensinamento correto sobre cada função física e sua organização mental em relação às suas atividades diárias e emoções.

Entre nossos encontros, A.C. percebia que podia contar comigo para tudo. Até com o que não tinha relação direta com nossas metas. E se eu pudesse auxiliar e, assim, criar mais engajamento por parte dele, estava à disposição. Ligávamos para floriculturas para enviar flores à sua esposa quando ela não estava conosco na clínica, ajudava-o a escolher o jantar no cardápio on-line do restaurante. Ele podia contar comigo, e eu tinha certeza de que ele me devolveria em empenho e dedicação ao tratamento.

Sessão a sessão, A.C. estava cada vez mais ativo. As queixas no lado do corpo que fora acometido pelo AVE já não eram um incômodo, mas ele tinha uma sequela de dificuldade de equilíbrio que não conseguiríamos atenuar além do que já havia sido alcançado. É muito importante, nesse ponto, a educação do paciente para a aceitação do quadro. Imagine uma pessoa com tonturas e desequilíbrios ser simplesmente confrontada com: "Você vai ficar assim e pronto. Não temos mais o que fazer".

Não! Não é dessa forma que temos de expor os fatos. Chamamos esse tipo de comunicação de "comunicação violenta". Comunicar-se

ACREDITE: A VIDA SEM DOR É POSSÍVEL

de maneira violenta não é somente com palavrões ou rispidez: passar uma mensagem sem o cuidado de como o paciente vai internalizar aquelas afirmações também pode ser um tipo de comunicação violenta – quando as informações repassadas produzem efeito mais prejudicial que benéfico, independentemente das palavras que foram utilizadas. E a educação do paciente serve para isso também, para clarearmos de maneira inteligível o que ocorre, orientá-lo sobre cada ponto para que se sinta confortável em maximizar suas habilidades restantes em vez de se resignar e se revoltar com o que lhe falta.

"Seu A.C., as suas tonturas fazem parte do resíduo que seu derrame deixou. Ele atingiu um ponto em seu cérebro onde ocorrem os comandos do equilíbrio. E tanto os médicos, ao longo do seu tratamento, como nós, aqui na sua reabilitação, tentamos devolver tudo o que fora possível. E tivemos juntos, todos nós, muito sucesso. Vamos minimizar esse pequeno desequilíbrio que ainda resta com o uso de uma simples bengala, para garantir que seu caminhar será seguro."

Faz toda a diferença quando deixamos claro ao paciente, quando fazemos dele parte integrante do conhecimento sobre o que se passa com seu corpo. Até para que ele não busque, indo de fisioterapeuta em fisioterapeuta, de médico em médico, a solução de uma aflição para a qual, fisiologicamente, não há solução no momento, o que poderia criar ainda mais angústia, cárcere físico e revolta.

E, no caso de A.C., ele havia se tornado a cada dia um homem mais amigável, com seus ganhos e sua nova versão de ser. Voltou até a dirigir. "Sozinho?", você pode estar se perguntando. Ainda não, acompanhado de uma pessoa ao lado para quaisquer contratempos. Isso é a exposição gradativa, pouco a pouco, vencendo etapas.

Imagine se esse homem não tivesse a chance de ser exposto à educação sobre o que se passa com ele. Talvez não estivesse tendo a chance de guiar seu automóvel por não ser apresentado a uma forma adaptada de cumprir a tarefa.

220

CAPÍTULO 14: O PERFIL IDOSO

Após seis meses ao meu lado, A.C. e S.C., foram continuar o tratamento mais perto de sua residência, para facilitar a vida de um casal que só quer continuar a envelhecer em paz com os filhos, a neta... e seu cachorro, o Charlie Brown.

Depois de um mês longe, voltamos a nos ver. Eles sentiram falta daquela maneira de conduzir a saúde física dele e me pediram para acompanhá-lo por tempo indeterminado, para que mantivesse as atividades físicas o tempo todo, com o acompanhamento de um fisioterapeuta.

A emoção nesse momento foi toda minha, de abrir as portas da clínica para um casal tão apaixonante. Apaixonados um pelo outro. Apaixonados pela vida.

E eu por eles. Por cada um que passa pelas minhas mãos.

E em sua sessão de retorno, ao acompanhá-los até a saída, S.C. me abraçou tão forte, como uma mãe abraça o filho, e me disse: "Você não imagina como é especial para nós. Não tive tempo de lhe agradecer por todo o cuidado que você sempre teve com o A.C., todo o seu empenho, nós te amamos".

Sorri, apertei o abraço ainda mais forte, me despedi, fechei a porta. E chorei...

A.C. é um perfil idoso com sequelas prévias de problemas mais suscetíveis ao avançar da idade e havia sido exposto a tarefas compatíveis com suas aptidões físicas com objetivo de aprimorá-las. O objetivo era diminuir as queixas e fornecer mais independência, educando sobre cada passo já ocorrido em seu corpo ao longo de sua trajetória e conectando sua cuidadora ao plano de engajamento, para melhor eficiência dos ganhos físicos.

Você, amigo(a) leitor(a), precisa entender mais sobre suas virtudes, apesar de qualquer tipo de limitação que possa ter. Sorrir mais e demonstrar menos rancor, mesmo que haja uma dificuldade causada pela dor física.

Tornar-se o seu próprio herói, aquele que enfrenta todos os combates que lhe são impostos. O casal que protagonizou este capítulo é um exemplo de heroísmo. E o verdadeiro herói é aquele que vence as batalhas internas, pessoais, íntimas e, a partir dessa maturidade, encara a tarefa de vencer aos olhos do mundo. Quem primeiro não tem a coragem de encarar a si mesmo está fadado a gravitar em qualquer que seja o problema. Não importando o tamanho nem a gravidade, simplesmente estagnamos.

RESUMO DO TRATAMENTO

Aqui temos um acidente vascular encefálico com comprometimento cerebelar leve. A proposta fora elevar ao máximo, o que a sequela permitisse, sua capacidade física, educá-lo sobre seu quadro e ajudá-lo a compreender as emoções, os hábitos, as crenças e o estilo de vida atual para que pudesse também interagir com sua percepção de sofrimento corporal. Além de A.C., sua esposa participava do tratamento para monitorar em casa seus progressos. Mas sem hipervigilância, para não despertar nele a ansiedade em cumprir tarefas que por vezes não conseguiria.

Por isso, para ele, exercício e educação sobre cada detalhe do que aconteceu e iria acontecer, e, para ela, educação sobre o panorama do marido.

Fica claro que as queixas na perna de A.C., além de um fundo neurológico pelo problema sofrido, também contavam com fraqueza muscular, medo de se movimentar, desamparo pela falta de compreensão plena sobre o ocorrido e seu prognóstico e irritabilidade, que pode ter correlação com suas queixas de dificuldades para dormir e falta de apetite.

CAPÍTULO 14: O PERFIL IDOSO

A.C. e S.C. tomaram ciência de cada ponto elencado anteriormente para buscarem as soluções. A mim, além de trazer essas possíveis fragilidades à tona, cabia expô-lo aos exercícios gradativamente, tanto para as pernas quanto para os braços.

Não podemos colocar alguém com o perfil de A.C., que nunca entrou em um ambiente de academia, diretamente em uma esteira ergométrica ou levantando pesos como em uma sessão de musculação, pois ele não tem familiaridade com esses equipamentos. Escolho utilizar cadeiras, caixotes, elásticos, toalhas e barras livres de peso extra para suas sessões de exercícios.

Eram muitos treinos de sentar e levantar. Primeiro, só fazendo força para deslocar poucos centímetros o bumbum da cadeira e sentar novamente, depois fomos aumentando a amplitude até conseguir sozinho se levantar sem apoio extra. Torcia toalhas e as pendurava em lugares mais altos. Mais adiante, amarrava pesos nas toalhas para dificultar a tarefa e exigir mais de seu braço. Treinava sua assinatura para poder voltar a assinar cheques, para depois tentarmos construir frases mais longas.

Utilizei, nesse caso, também a documentação de três tarefas antes realizáveis e que após o AVE passaram a ser dificultosas para avaliarmos a progressão ao longo das sessões. Todavia, era nítido: meu foco deveria ser o caminhar. Ao atingir a capacidade mínima possível para realizá-lo, as demais atividades vieram facilmente na esteira do acalento emocional que o retorno à independência ao caminhar lhe proporcionou.

O CONTRAPONTO É A MAIOR DÁDIVA DA EXISTÊNCIA. SÓ CONHECEMOS O SABOR DO SUCESSO SE JÁ EXPERIMENTAMOS A FALHA, A FELICIDADE DESNUDA POR UM DIA NOS VESTIR DE TRISTEZA. É O SENHOR DO DISCERNIMENTO.

CAPÍTULO 15: OS INSUCESSOS MERECEM APENAS UM CURTO CAPÍTULO, PORQUE NÃO DEVEM SER A REGRA...

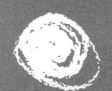

...MAS NÃO MERECEM SER ESCONDIDOS, POIS DELES AFLORAM MUITAS REFLEXÕES.

Vou expor a você duas situações corriqueiras:

1. Você inicia um relacionamento com alguém. Ao longo dos dias, semanas e meses, a pessoa responde a todas as dúvidas que o impedem de amá-la até então; dúvidas sanadas, você se entrega ao compromisso. Se não houve verdade nas respostas às dúvidas, o relacionamento desmorona. Mas a falta da verdade não o impediu de iniciar a confiança e o engajamento, pois você estava ali, vivenciando um relacionamento, só que sem estar exposto às informações corretas para concluir os objetivos traçados no início dessa caminhada a dois.

2. Você precisa de uma nova jaqueta de inverno para viajar. Vai à loja e o vendedor lhe oferece um modelo específico. Você pergunta tudo o que pode sobre a marca e o modelo em questão, pois necessita de uma jaqueta que seja condizente com um inverno que a maioria da população brasileira jamais experimentou.

ACREDITE: A VIDA SEM DOR É POSSÍVEL

Por isso, você não tem ideia das condições reais às quais a roupa será exposta. Mas as respostas do vendedor, dadas na ponta da língua, suprem suas expectativas. Diante disso, você confia no produto, se engaja de que era o que precisava e compra a jaqueta. Ao chegar o momento de utilizá-la, a peça não cumpre o que deveria fazer, segundo as informações coletadas, e você passa frio.

Para tudo que necessita de uma ação para se obter um resultado, é preciso confiança nas pessoas e nos produtos, e engajamento no processo. Além disso, é necessário ter honestidade, clareza e autenticidade na interação, para que tenhamos grandes chances de chegar ao resultado esperado – como nos exemplos mencionados, do relacionamento amoroso e da compra da jaqueta. As mensagens foram passadas, mas de maneira incompleta, incorreta ou deturpada, deliberadamente ou não. E, talvez, numa próxima exposição parecida, não haja o mesmo nível de confiança e comprometimento que na tentativa anterior que fora traumática. Isso pode ocorrer entre o profissional de saúde e o indivíduo com dor. A honestidade deve ser a linha de base, mas seguida de rigor nas informações para evitar falhas de comprometimento e resultados distintos dos objetivos traçados. Estar em um tratamento para sua dor não basta, como não bastou estar num relacionamento para concluir seus objetivos afetivos de longo prazo ou comprar uma jaqueta dita correta para suprir o frio da viagem. É necessária a interação correta, assertiva e traçada sobre alicerces que garantam a resolutividade da maioria dos casos, ou seja, pautada na ciência de qualidade, na correta comunicação por parte do profissional de saúde e por seu otimismo e sua confiança.

Neste livro, apresento a você um tipo de intervenção para as dores crônicas que persistem aos movimentos do corpo baseado na associação de exercícios específicos e na educação do paciente sobre tudo o que ele passa. O objetivo é, além de encorajar exercícios para melhorar a capacidade de receber o que o ambiente lhe impõe como

CAPÍTULO 15: OS INSUCESSOS

esforço, entender como auxiliar a mente a permanecer despoluída de expectativas de que as dores sejam causadas por algo grave, quando na maioria das vezes não são. Mesmo que fossem, a atividade física bem planejada, proposta no momento correto em decisão entre os profissionais de saúde que lhe assistem, associada a essa educação sobre o que se passa e o que na mente interage com suas queixas, também pode ajudá-lo ao apresentar momentos de prazer na caminhada rumo à solução.

Todo esse processo deve ser sempre realizado por profissionais que estejam treinados e familiarizados com tudo o que envolve a produção dos resultados esperados. Desde as particularidades da avaliação para cada tipo de dor crônica, que aqui não é o âmago da apresentação, até o que é comum para a terapêutica das dores persistentes que envolva os movimentos do corpo, justamente o centro de minha atenção neste livro. Desejo que, a partir desta leitura, você já consiga pensar em como entender o que se passa com você e expor seu corpo às dicas de enfrentamento que enumerei ao longo do texto.

As evidências científicas demonstram que esse caminho pode ser promissor no manejo dessas dores. Mas, como em tudo na área da saúde, não há 100% de certeza de sucesso, pois o êxito depende de muitos fatores que fogem ao controle da simples exposição a uma intervenção.

Entender algumas dessas falhas pode ajudar a pessoa com dores crônicas a se antecipar e tentar resolver os gargalos, aumentando suas chances de sucesso.

Já tive pacientes que não melhoraram de suas dores com o tratamento proposto, principalmente por dois fatores, que explico a seguir:

1. Não houve tempo para que o método de tratamento fosse compreendido pelo paciente.

ACREDITE: A VIDA SEM DOR É POSSÍVEL

Talvez o paciente com dor crônica não esteja preparado para receber uma das técnicas elencadas nesta obra e, antes que o terapeuta consiga adequar a intervenção, ele abandona o tratamento. Mas reforço: a fisioterapia está no caminho do manejo de qualquer dor crônica.

Dê uma chance ao profissional de encontrar o ponto ideal do tratamento para seu caso. E, se não estiver satisfeito com os resultados, procure outro que possa ter mais afinidade com suas particularidades a fim de conseguir extrair de você e das técnicas todo o potencial para o enfrentamento.

2. Profissional ainda sem experiência específica para essa forma de intervenção.

Entender as dores crônicas como uma desordem que extrapola os limites das lesões em tecidos que formam o corpo, ou raciocinar que talvez nem haja lesão local, é um conhecimento relativamente recente e não possui difusão para o grande público como deveria.

"Ousar" sair da crença habitual de que a dor aumenta porque necessariamente aumentou uma lesão tecidual não é tarefa tão simples, mesmo que estejamos respaldados pela ciência. Por isso, não há nem mesmo um número suficiente de capacitadores para atender a todos os profissionais de saúde, o que pode comprometer o sucesso de um tratamento.

Um dos motivos para escrever este livro foi aproximar o tema de pacientes e também de profissionais de saúde. Desse modo, os intervencionistas precisam buscar a capacitação necessária para estarem robustamente familiarizados com o modelo biopsicossocial de tratamento e as terapias nele envolvidas para o manejo da dor crônica, a fim de diminuírem as chances de insucesso da intervenção fisioterapêutica.

228

CAPÍTULO 15: OS INSUCESSOS

Nas ciências da saúde, temos a certeza de que jamais se deve findar o debate sobre quaisquer doenças, sobre como tratá-las ou sobre o constante aprimoramento dos profissionais envolvidos na intervenção.

De posse das mais recentes informações sobre dores crônicas e como driblar os reveses do tratamento, podemos, juntos, profissional e paciente, encontrar a medida certa para o enfrentamento e a solução, transformando o sofrimento em crescimento e tornando possível seguir a jornada.

UM SER PASSIVO É FADADO A SER COMANDADO
SEM POSSIBILIDADE DE REFUTAR O QUE LHE
É IMPOSTO. TOME AS RÉDEAS DAS AÇÕES
CENTRADAS POR OUTROS EM VOCÊ. NÃO É
PORQUE NÃO DETÉM O CONHECIMENTO SOBRE
QUAIS INTERAÇÕES SÃO NECESSÁRIAS PARA SEU
BEM-ESTAR QUE A APATIA É SUA SENTENÇA. AS
RESPOSTAS PODEM NÃO SER SUAS, MAS DEVEM
SER A LUZ DO ANSEIO QUE SÓ SEU ÍNTIMO
CONHECE. COMPARTILHE-O.

CAPÍTULO 16:
DOIS QUESTIONÁRIOS

QUESTIONÁRIO DA CONSULTA MÉDICA: O QUE INDAGAR AO PROFISSIONAL PARA RECONHECER A MANEIRA COMO ELE CONDUZIRÁ A INVESTIGAÇÃO DE SUAS DORES.

Ao perceber que seu corpo está vivenciando dores persistentes que envolvam os membros, o tronco e o pescoço, ou seja, envolvendo o movimento e a especialidade ortopédica da Medicina, sugiro algumas perguntas para que o profissional entenda seu nível de engajamento com o que sua queixa pode necessitar e norteie o que pode lhe oferecer. Até a fibromialgia, antes de ser diagnosticada e encaminhada para um reumatologista, faz com que o paciente procure um ortopedista numa primeira investigação.

O médico especialista que você buscou está extremamente capacitado para extrair ao máximo da Medicina para tratar os tecidos de seu corpo. Foram muitos anos de estudos e abdicações de vida social e outras metas pessoais para poder estar ali na sua frente e tentar sanar seu problema. Seu caso, porém, pode ir além de danos na estrutura física. E algumas indagações feitas a ele podem auxiliá-lo a buscar a melhor resposta ao seu problema ou a encontrar um conjunto de profissionais de outras especialidades que, junto a vocês, possa obter os melhores resultados e enfrentar suas dores.

Para deixar evidente que você está preparado(a) para receber o melhor tratamento para suas queixas, será preciso decorar um pouco de "medicinês" neste momento da leitura, mas tentei deixar o mais claro possível para facilitar sua memória. Seguem:

ACREDITE: A VIDA SEM DOR É POSSÍVEL

1. Em sua avaliação clínica, qual desordem nos meus tecidos você nota?

Aqui a proposta é estimular o médico a expor e educar você sobre tudo o que ele nota durante a avaliação. É importante que você tenha em sua posse essas informações para entender o que ocorre em seus tecidos na área de queixa.

2. Essa alteração (se presente) tem "força" suficiente para ser sozinha o gatilho para toda a amplitude de minha dor? Ou meus sinais e sintomas locais que o exame clínico e o exame de imagem apontam são muito leves e com risco muito baixo de poder causar mais danos?

Aqui a ideia é chegarem a um consenso se o que se mostra alterado nos exames realizados é o que produz toda a sua dor ou se os sinais encontrados no tecido são tão leves que a dor pode estar sendo amplificada, por exemplo, pela maior sensibilidade dos tecidos após sentirem desconforto por tanto tempo.

É importante para que, ao iniciar o tratamento local, possamos saber que, se as dores não diminuírem o suficiente, não quer dizer que o tratamento foi fracassado, mas, sim, que outros pontos além do tecido da área de onde surgem as queixas também devem ser considerados no tratamento.

3. (Em caso de sugestão cirúrgica) Os sinais, os sintomas e as alterações presentes no local de minha dor cumprem totalmente os pré-requisitos para serem elegíveis para um procedimento cirúrgico?

Para toda indicação cirúrgica, há critérios a serem seguidos que, se contemplados, podem ser indicativos dessa intervenção. Mas só

CAPÍTULO 16: DOIS QUESTIONÁRIOS

se esses critérios forem cumpridos. Muitas vezes, o paciente está ansioso pela remissão da dor e acaba criando dificuldades para que o profissional de saúde categorize as condutas a serem oferecidas, da menos invasiva (como encaminhar para a fisioterapia e prescrever medicamentos) às mais invasivas, como a cirurgia. Por isso, é importante saber sobre esses critérios para cada tipo de dor crônica.

4. Caso, na avaliação física e nos exames complementares, eu não apresente nenhuma alteração, de onde poderia estar vindo o foco do meu problema? Ele pode já ter se resolvido e meus tecidos ficaram hipersensíveis à dor?

No caso de resposta negativa aos exames das estruturas envolvidas na área de queixas dolorosas (exames que não apresentaram alterações importantes que expliquem a dor), é importante que paciente e médico, juntos, reflitam sobre quais são os possíveis gatilhos para a dor, a partir da documentação da história prévia do paciente e da moléstia.

5. Seu modelo de trabalho considera apenas as alterações na estrutura e nos tecidos de meu corpo para chegar ao diagnóstico do que produz a dor (modelo biomédico de condução da avaliação e do tratamento) ou, além de investigá-los, você considera a forma como absorvo as experiências traumáticas e como aprendi a lidar com elas em outras oportunidades pela vivência (modelo biopsicossocial)?

A generosidade do paciente de permitir ao médico uma reflexão sobre se pensar naquele momento somente na área possivelmente lesionada é o caminho ideal para a resolução plena do caso cria a sinergia necessária para que ambos possam conhecer melhor o problema e, juntos, ser atores do sucesso do enfrentamento.

QUESTIONÁRIO DA PRIMEIRA AVALIAÇÃO DO FISIOTERAPEUTA: QUAIS RESPOSTAS A PESSOA COM DORES CRÔNICAS DEVE TER PARA SER EXPOSTA A UM TRATAMENTO QUE ENGLOBE A PLENA CAPACITAÇÃO FÍSICA E A EDUCAÇÃO EM DOR?

Ao procurar um profissional para iniciar a fisioterapia para a dor crônica, se porventura quiser uma abordagem como a proposta nesta obra para a reabilitação física, você deverá ter perguntas em mente para identificar um profissional que a utilize.

Fisioterapia é minha vida. E anos atrás, antes de ter um olhar que vai além do local da lesão, precisei ser questionado por meus pacientes com dores crônicas sobre os motivos para que suas dores se mantivessem. Ou as razões para que a melhora não atingisse suas expectativas, nos casos em que a lesão nos tecidos estava ausente para explicar toda aquela intensidade de dor ou mesmo quando as lesões encontradas eram de baixo risco para emanarem tanta dor.

Com isso, pude me permitir explorar outras linhas de pensamento que considerassem a dor além da área da queixa. E devemos ser generosos com todos os profissionais de saúde para que possam ter a oportunidade de encontrar o mesmo caminho que encontrei com a ajuda de meus pacientes e minha obstinação em ajudá-los no enfrentamento.

São basicamente três questões que já apontarão para o caminho pelo qual o profissional norteia as condutas de tratamento:

1. Trabalha para esse tipo de problema que tenho com terapia de exercícios?

Se suas dores são crônicas e sem bandeiras vermelhas, como citamos previamente, ou seja, inespecíficas (sem uma causa tecidual

CAPÍTULO 16: DOIS QUESTIONÁRIOS

que a justifique), é importante proporcionar essa reflexão ao terapeuta, a fim de que ele possa colocar o exercício como a arma central de seu arsenal terapêutico.

2. Essa terapia com exercícios também é orientada para a cognição, para que meu cérebro entenda a dor?

Explique a ele quão considerável é que a terapia com exercícios venha acompanhada de exposição gradativa dessas atividades físicas, da educação em dor, do treino do enfrentamento, do mapeamento de características emocionais, do estilo de vida, de possíveis convicções equivocadas e de costumes, a fim de auxiliá-lo em seu comprometimento ao plano de diminuir seu quadro doloroso.

3. O médico não encontrou qualquer alteração nos tecidos e estruturas importantes que justifiquem minha dor. Qual sua opinião sobre sua origem?

Uma pergunta que serve para ambos, paciente e terapeuta, juntos, buscarem na história da dor e no passado do paciente os motivos de o problema estar causando mais dor que outros similares, previamente ocorridos. Ou, ainda, como dificuldades de enfrentamento em outras esferas da vida podem explicar o motivo para a dor atual não cessar.

NÃO SE PODE GUERREAR CONTRA A DOR QUE ALGEMA UM INDIVÍDUO NA ANGÚSTIA DA LIMITAÇÃO FÍSICA, CONSIDERANDO A MANEIRA COMO OS MENTORES A ENFRENTARIAM, MAS, SIM, DELINEANDO UMA ESTRATÉGIA DE ENFRENTAMENTO COM ARMAS PRÓPRIAS, APERFEIÇOADAS PELO MENTOR. CABE AO MENTOR TER DOIS ALICERCES COMUNS PARA TODOS: A CIÊNCIA DE QUALIDADE E A EMPATIA COM O SOFRIMENTO QUE PASSAM.

CAPÍTULO 17: COM CARINHO, AOS PROFISSIONAIS DE SAÚDE QUE TRATAM DE DORES CRÔNICAS

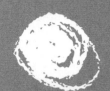

PARA VOCÊ, REPASSO NESTE NOSSO ENCONTRO FINAL ONZE RECOMENDAÇÕES DE ALTA QUALIDADE DOCUMENTADAS E COMPILADAS PELA LITERATURA CIENTÍFICA PARA O MANEJO DA DOR MUSCULOESQUELÉTICA[1]:

1. Garantir tratamento centrado no paciente.
2. Avaliar a presença de doenças e desordens mais sérias e progressivas, como tumor, fratura ou infecção, que são minoria no universo das causas de dores persistentes.
3. Avaliar fatores psicológicos.

---

[1] LIN, I., et al. What does Best Practice Care for Musculoskeletal Pain Look Like? Eleven Consistent Recommendations from High-Quality Clinical Practice Guidelines: Systematic Review. *Br J Sports Med*, v. 54, n. 2, p. 79-86, 2020.

ACREDITE: A VIDA SEM DOR É POSSÍVEL

4. Utilizar exames de imagem para pacientes selecionados, e não para todos, apenas aqueles que sejam sugestivos de casos graves, que são minoria.

5. Realizar exame físico.

6. Monitorar o progresso do paciente.

7. Educar e informar o paciente sobre o que se passa com ele com clareza e na linguagem adequada para seu entendimento.

8. Dirigir a proposta de intervenção pautado em aspectos relacionados à atividade física e ao exercício.

9. Utilizar terapia manual apenas como tratamento adjunto a outras modalidades: a ciência aponta que as mobilizações passivas das estruturas do corpo, sem o uso de movimentos voluntários realizados pelo paciente para compor a intervenção com exercícios, não devem ser realizadas como tratamento solo, mas, sim, associado.

10. Oferecer tratamento conservador de alta qualidade antes de optar por tratamento cirúrgico.

11. Tentar manter os pacientes trabalhando: a rotina profissional e das tarefas diárias auxilia a manter o vigor físico e desencoraja a atenção voltada apenas para a dor.

E vou aproveitar a despedida para resumir o que penso da abordagem de um paciente com dores crônicas.

O primeiro contato com o paciente é um momento crucial, quando ele chega pela primeira vez em sua clínica. Seu engajamento com o paciente e o dele com você começam ali. Ele chega receoso, desamparado pelo tempo que está com dores, muitas vezes depois de ter procurado

CAPÍTULO 17: COM CARINHO AOS PROFISSIONAIS DE SAÚDE

diversos profissionais sem obter êxito em tratamentos e após ler e ouvir diversas crenças e mitos sem fundamento sobre o problema que o assola.

Durante o primeiro contato, minha sugestão é que você, profissional, experimente o completo despir de sua consciência. Cada ser humano tem uma consciência própria construída por sua experiência com o mundo e pela forma como foi estimulada. Por essa razão, quando você escuta a queixa do outro, talvez ela não faça tanto sentido, pois talvez você lidasse com o problema de outra maneira. E isso é o mais importante no profissional que trata de dores crônicas: devemos desnudar nossa consciência para fazer entrar a história do paciente e descobrir em nós o que causaria aquela angústia, e não como nos comportaríamos diante de uma dor similar. Porque as maneiras de lidar com dores são diferentes entre os indivíduos, portanto, devemos abrir a consciência e refletir: "O que poderia acontecer em minha vida que desencadearia em mim essa mesma angústia, aflição, desamparo, dor, de-sesperança e dificuldade para seguir adiante?".

Ao treinar pensar na dor do outro desse modo, utilizando esse método de pensamento e recepção das informações, garanto que você dará muitos passos para o êxito nas expectativas de seu paciente, pois o tratará exatamente como gostaria de ser tratado, dado que realmente conseguiu vislumbrar quanto aquela dor o faz padecer.

No tocante às expectativas do paciente, parte deles consegue já na avaliação, ou ao longo das primeiras sessões de tratamento, construir expectativas positivas, reconfortantes e otimistas quanto à melhora do quadro doloroso. Mas, em boa parte dos pacientes, o desamparo construído ao longo de uma história de dor e limitação aos movimentos e as idas e vindas a consultórios e clínicas sem sucesso no tratamento ancoram expectativas pessimistas quanto ao sucesso do que você agora vai propor.

É preciso transgredir essa expectativa negativa que ele possui sobre os movimentos do local acometido pela dor. É essencial conseguir, no início, romper algum tipo de barreira com um exercício em relação a alguma função daquele local.

Por exemplo: conseguir fazer com que um paciente que sinta dor ao erguer o braço realize um gesto que simule essa função. Nesse primeiro momento, o ato pode estar minimamente adaptado para que ele cumpra o gesto com queixas menores que as de costume.

Assim, ele perceberá que há função sadia que pode suplantar a queixa de dor. Com isso, será possível criar um elo, a sinergia necessária dele com você. Não se assuste se o paciente se emocionar ao cumprir uma tarefa que ele julgava ser tomada pela dor e não mais realizável.

E, durante o primeiro contato, jamais se esqueça de dizer ao paciente estas afirmações:

1. "Sua dor é real. Eu acredito em você. Ela existe e vou lhe explicar o que ocorre em seu corpo."

2. "A dor vem do cérebro. Ela é fruto de um estímulo enviado do cérebro para seu corpo, como uma resposta a estímulos que saem do local de seu problema. Por isso, talvez não haja ali mais sinais de lesão, ou está muito difícil para os exames e as avaliações encontrarem a causa. Pois a dor pode estar sendo enviada pelo cérebro em virtude de uma desorganização dos estímulos que vêm da periferia de seu corpo, e não necessariamente por ter uma lesão presente nos tecidos que doem, ou por ele estar considerando suas emoções, suas convicções, seus pensamentos de maneira desorganizada. Ou a lesão pode até mesmo estar em outro local, próximo, que vamos investigar. Tenha calma. Confie em mim. Eu sei o que você passa."

Os pacientes com dores persistentes muitas vezes já cessaram em seu corpo a gênese periférica do disparo doloroso. A ferida local se curou (ou não existia, apenas ameaçava), mas a imagem cerebral

CAPÍTULO 17: COM CARINHO AOS PROFISSIONAIS DE SAÚDE

daquela ferida que por tantas vezes foi o centro das atenções ainda está lá no cérebro. E cabe a você, profissional de saúde, auxiliar esse paciente a se desvencilhar dela.

Confronte mitos que ele acha que levam à dor. Considere como estão as emoções do paciente, a forma como ele interage com as ações de movimento, seu estilo de vida, seus costumes etc., veja se esses fatores podem estar interagindo para a amplificação da sensação de dor.

Estimule a autoeficácia do paciente, que é a confiança percebida por ele de conseguir cumprir uma tarefa com o local acometido. Na maioria desses pacientes, há uma baixa autoeficácia. Aponte as capacidades do paciente, nem que sejam mínimas. Ele pode achar que não tem nenhuma para tal função amedrontadora. Mas estimule na medida, sem excessos.

Seja realista: o caminho será árduo, mas iremos do ponto A para o ponto B, melhor que na saída para seu nível de dor, com oscilações. Chegaremos ao destino esperado de um enfrentamento com todas as armas possíveis à nossa disposição.

Dor também pode se combater com dor: ele já sente dor. Dor ao movimento se trabalha com movimento, e não com repouso local. Então, mostre que, apesar da dor, existe função e trabalhe para que o movimento aumente o limiar de sensibilidade.

Produza dor temporária em outros pontos, por exemplo, em músculos próximos. A dor do exercício, que irá ceder, auxiliará na reedição cerebral de como o paciente enxerga essas experiências perturbadoras de dor, irá mostrar que dores são alertas e, se não há problemas, elas vêm e vão.

Há, eu garanto, alguma amplitude naquele arco de movimento acometido pela dor crônica que é livre de dor. Mesmo que seja mínimo. Depende de você encontrar.

Encontre, e é ali que deve começar o trabalho de carga, aumentando a amplitude de movimento aos poucos.

Simule funções reais, "ao vivo". Por exemplo, se seu paciente tem dor no braço ao guardar os pratos no armário alto, simule, fracione o movimento, passe a segurança de que ele pode ser realizado.

Não se preocupe com alterações biomecânicas ao movimento. O foco é cumprir a tarefa e é isso o que auxiliará o paciente a apagar a imagem da dor, então sem preciosismos. Permita que ele arrume um jeito de cumprir a tarefa, vencer os medos e depois você pode refinar o que for preciso.

Tenha em mente que cada pessoa possui uma assinatura corporal para a execução de uma tarefa. Não há regras de execução. Não somos robôs que fazem exatamente da mesma maneira. O que será comum à todos é: músculos devem fazer bastante força quando há a necessidade para tal, da mesma maneira que devem ficar relaxados quando a tarefa não exija tal tensão. O fisioterapeuta e o paciente enxergarem isto é fundamental para entender quando músculos estão sendo ativados excessiva e desnecessariamente, como quando em uma dor lombar o paciente mantêm o tronco sempre "duro" pelo medo de que relaxar irá doer. Cabe a você profissional de saúde identificar onde precisa melhorar a força e onde precisa relaxar o uso, e ensiná-lo a manejar estas tensões assim como tento ensinar com esta leitura. Reitero, cada corpo tem sua própria assinatura de execução para cada gesto ou postura, realizado à sua forma, basta enxergarmos como podemos melhorar as relações entre as forças exercidas (ou a falta delas) durante a ação que executamos com nosso corpo.

Entreviste o paciente a cada sessão, entenda sua rotina, mostre os ganhos que está tendo fora da clínica, gerencie os resultados. Há instrumentos de avaliação, cientificamente comprovados, para acompanhar de maneira objetiva o progresso dos pacientes quanto aos níveis de dor, ansiedade, expectativa, função física. Se em você houve o despertar de uma empatia com esse modo de tratar as dores crônicas, escolha, sempre baseado na melhor evidência científica, aqueles que mais se adéquam à sua rotina de tratamento e mensure. Acompanhe os resultados alcançados, até mesmo para, quando necessário, adequar o tratamento.

CAPÍTULO 17: COM CARINHO AOS PROFISSIONAIS DE SAÚDE

Se me permitir fazer uma sugestão sobre quais são os cursos de aperfeiçoamento de suas técnicas de trabalho e terapêutica no tratamento das dores crônicas que eu sugeriria, além daqueles sobre abordagem biopsicossocial das dores crônicas, minha indicação seria cursos sobre comunicação e didática.

As técnicas de tratamento estão disponíveis, tanto no despertar de seu interesse sobre elas com este livro ou por meio de excelentes cursos ministrados por profissionais de mesma excelência. Mas a maneira como você se integra com seu paciente, sua capacidade de engajá-lo ao tratamento com a linguagem correta para cada indivíduo, isso precisa de muito, mas muito treinamento.

Permiti-me nesta obra não diferenciar os tipos, os mecanismos de dor, seja essa dor nociceptiva, neuropática ou nociplástica. Estou aqui pautando as dores crônicas aos movimentos, que persistiram possuindo relação com alterações teciduais, sejam essas modificações relacionadas a tecido nervoso ou demais tecidos que formam nossa estrutura corporal, sejam sem relação com alterações teciduais, traumas no corpo, que não possuam "rasgos", lesões instaladas na região que dói.

Quero assim não confundir o paciente com termos tão complexos que no fim podem afastá-lo de nós. O foco é contar o que acontece aos olhos atentos do leitor com dor sem confundi-lo, pois, independentemente se há ou houve lesão em tecidos ou não, a dor crônica está instalada. E o caminho para a abordagem pode ser similar, como lhes mostrei nestas páginas, dando a chance ao paciente de reverter, sair da perturbação da dor em direção ao movimento, em primeiro plano cerebral, suplantando o desconforto.

Sinergia é tudo. Viva o sonho de seu paciente. Aja com entusiasmo e paixão. Leve o paciente a uma jornada junto com você.

QUEM AMA QUEM SOFRE PADECE
JUNTO DE TANTO AMAR.

CAPÍTULO 18:
COM CARINHO, A FAMÍLIA, OS AMIGOS E COMPANHEIROS DE QUEM CONVIVE COM AS DORES CRÔNICAS

NO INÍCIO DO PROBLEMA, AO PERCEBER O QUE ACONTECIA COM A PESSOA DE QUE TANTO GOSTA, VOCÊ ACHOU QUE TUDO FOSSE PASSAR LOGO, JÁ QUE O CARINHO QUE SENTE POR ELA A TRANSFORMA, SEGUNDO A SUA CONSCIÊNCIA, EM alguém que jamais merece sofrer.

Mas o problema não passou. E piorou. Você se angustiou. "Como pode alguém como ele(a) passar por isso?! Ele(a) não merece!", você passou a pensar.

A dor do outro petrifica. Você não estava preparado para vê-lo padecer, chorar, sentir-se sem saída, deprimir-se, dormir mal, deixar de sorrir e de curtir o que antes lhe dava prazer.

ACREDITE: A VIDA SEM DOR É POSSÍVEL

E ele(a), percebendo que o mal que perdura faz você sofrer, padece ainda mais.

Venho aqui com todo o amor pedir a você: acalme-se. É preciso um ponto de partida para se achar a solução. E ter a capacidade de organizar as ideias com sabedoria e leveza é uma arma importantíssima para ajudá-lo a trilhar um caminho promissor deste ponto em diante.

Em geral, sangramos por aquilo que nossos queridos já passaram, mediante ao sofrimento que já foi, rememorando toda a dor que ele já teve até aqui. Até porque, no futuro, sempre voltamos nossas vibrações para a cura. Por essa razão, nossa angústia vem com o que já o vimos passar.

Diante disso, o ponto de partida é aqui e agora. O que passou será um aprendizado, a cicatriz que tornará as pessoas que amamos mais fortes. E sua companhia, sua atenção será essencial para ele(a) não se sentir sozinho nem um fardo, um incômodo.

É o momento de mostrarmos ainda mais amor, e esse sentimento não está apenas em palavras bonitas, mas pautado na consistência. Consistência de atos que mantenham o foco na resolução da dor, em sua parceria na busca do melhor tratamento físico. Não importa em quantas portas batam, a solução existe e há de ser encontrada. Mas a pessoa que você ama por vezes vai pensar em desistir. Quando isso ocorrer, mantenha a consistência e continue amando e lutando junto com a pessoa.

Você não é de ferro. Por vezes vai fraquejar, se estressar, também vai se sentir desamparado. Tente não fazer isso na frente dele. Sabemos que você também tem seus problemas e pode oscilar o humor, a capacidade de entendimento, de suporte. Mas seu amor jamais muda. Então, nos momentos em que se sentir menos apto a ajudar, fique em silêncio, use o tato para sentir a pessoa e para que ela o sinta, com um abraço, um carinho no ombro, um beijo. Cale-se nesse momento e deixe os gestos agirem. Um gesto com amor já mantém sua conexão

246

CAPÍTULO 18: COM CARINHO, A FAMÍLIA, OS AMIGOS E COMPANHEIROS

com ela até você respirar e renovar suas energias para continuar lado a lado.

Evite frases de ordem, mesmo com a melhor das intenções. Elas podem soar como violentas. Deixe de lado expressões como: "levante-se daí, você é forte" ou "não se abata com isso". Troque por "eu estou aqui", "você quer conversar?", "para o que precisar, eu estou com você".

Fique atento, pois seus olhos podem evitar tragédias. Algumas vezes, a dor poderá ser tão grande que, ao tentar aplacar a dor, ele pode não medir esforços e anular a própria vida. Apenas monitore, e sempre se coloque à disposição.

Ao menor sinal de perigo, mesmo que seja um alarme falso, chame ajuda especializada. Você o ama demais para não pecar pelo excesso em caso de perigo de vida. Mas permita a liberdade de ele sempre lhe dizer o que está sentindo, para que você saiba como a dor está repercutindo na vontade de viver.

Se o auxiliei a entender melhor as dores crônicas que encarceram os movimentos do corpo na limitação física com esta obra, presenteie essa pessoa com um livro, faça uma dedicatória sincera, repleta com todo o seu sentimento e diga que, ao final da leitura, você estará de prontidão para acompanhá-lo no tratamento com um profissional especializado.

E, por fim, deixo aqui meus parabéns a você. Foram pessoas como você que me auxiliaram a reeditar uma dor em vida e alegria. São pessoas como você que estimulam cada paciente que trato a manter seu foco em um amanhã com menos dor e mais movimento e capacidade física para continuar a viver seus sonhos nesta nossa breve existência.

Minha eterna gratidão ao amor que vocês emanam.

AINDA OCORRERÃO MOMENTOS PARA VOCÊ
CELEBRAR UM INSTANTE DE VIDA, FAZENDO
O QUE GOSTA, COM QUEM AMA. PODE SER
QUE VOCÊ PERCA ALGUNS DESSES MOMENTOS
POR MEDO DE AS DORES O IMPEDIREM DE
MERGULHAR NA PLENITUDE DO ENSEJO. E IRÁ
SE ARREPENDER NO DIA SEGUINTE. TENHO UMA
BOA NOTÍCIA: SE VOCÊ ESTÁ LENDO ISSO AINDA
HÁ TEMPO DE PENSAR, ACALMAR, ADAPTAR, SE
PRECISO, MAS VIVER!

CAPÍTULO 19: COM CARINHO, A VOCÊ, LEITOR, QUE CONVIVE COM DORES CRÔNICAS

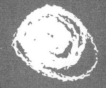

DE TUDO O QUE VOCÊ LEU NESTAS LINHAS, O QUE PRIMEIRAMENTE EU GOSTARIA QUE VOCÊ ENTENDESSE É QUE: HÁ SOLUÇÃO.

Você talvez apenas não tenha sido exposto a ela como deveria.

Antes mesmo de começar a buscar seu tratamento, após este livro, comece modificando uma parte de seus pensamentos.

Não acredite em tudo que você lê sobre o problema. Não leve nada como verdade se a notícia é dada sem um respaldo. Procure sempre outras fontes confiáveis.

Até mesmo ao ler esta obra, só acredite em mim por eu ter colocado as referências da literatura científica que utilizei como estudo para entender seu problema. E, mesmo assim, busque ter uma segunda opinião ao procurar um profissional adequado para vê-lo de perto.

Procure sempre em sua rotina diária, até começar seu tratamento fisioterapêutico, e depois de iniciado também, manter uma rotina de movimentação e uso de seu corpo que remeta a boas lembranças, para dar a chance ao corpo de um estímulo que seja melhor que a dor, com memórias positivas. Não que a dor não surgirá, mas ao menos o prazer de fazer terá sido maior que o ônus do desconforto.

ACREDITE: A VIDA SEM DOR É POSSÍVEL

Se não puder correr, caminhe um pouco.

Se sente dores ao brincar com seu filho, sente-se e o coloque no colo.

Se ficar de pé por muito tempo o priva de sair com os amigos, vá a algum lugar que possa se sentar.

Não busque obstáculos que dificultam sua vida, além da dor. Não caia na armadilha do medo do cérebro que insiste em privá-lo de qualquer movimento, disparando o desconforto. Ele não tem culpa, está apenas hipersensibilizado pelo tempo em que ficou disparando essas experiências traumáticas a você, e hoje já não tem tanto controle de frear sozinho os disparos.

O controle tem de estar em todo o resto de seu consciente que percebe que há coisas possíveis de se realizar, que há como enfrentar as dores e ajudá-lo a acalmar essa desorientação momentânea.

Tudo o que você está passando neste momento não é em vão...

Você nos ensina.

Ensina-nos a como viver a vida intensamente, como a vida é breve, como devemos valorizar cada momento de saúde e lutar nos momentos de dissabor.

A vida é curta para negarmos a maior dádiva: a possibilidade de interagir com o mundo.

Seja feliz!

Rogério Liporaci

REFERÊNCIAS BIBLIOGRÁFICAS

Introdução

SOCIEDADE BRASILEIRA PARA ESTUDOS DA DOR. *Brasil sem dor:* Campanha Nacional pelo Tratamento e Controle da Dor Aguda e Crônica. 2019. Disponível em: https://sbed.org.br/wp-content/uploads/2019/01/CAMPANHA-NACIONAL-PELO-TRATAMENTO-E-CONTROLE-DA-DOR-AGUDA-E-CRÔNICA-3-MB.pdf. Acesso em: 21 ago. 2020.

Capítulo 1

CURY, Augusto. *Seja líder de si mesmo.* Rio de Janeiro: Sextante, 2011.
TREEDE, R. D. *et al.* A Classification of Chronic Pain for ICD-11. *Pain*, v. 156, n. 6, p. 1.003-1.007, 2015.

Capítulo 2

AMIRDELFAN, K. *et al.* Treatment Options for Failed Back Surgery Syndrome Patients With Refractory Chronic Pain: An Evidence Based Approach. *Spine (Phila Pa 1976)*, Boston, n. 42, Suppl. 14, p. S41-S52, 2017.
AVELLANAL, M. *et al.* Soto, S. One-Year Results of an Algorithmic Approach to Managing Failed Back Surgery Syndrome. *Pain Res Manag*, London, v. 19, n. 6, p. 313-316, 2014.
GIBSON, J. N.; GRANT, I. C.; WADDELL, G. Surgery for Lumbar Disc Prolapse. *Cochrane Database Syst Rev*, Edinburgh, n. 3, 2000.
HURME, M.; ALARANTA, H. Factors Predicting the Result of Surgery for Lumbar Intervertebral Disc Herniation. *Spine (Phila Pa 1976)*, Boston, v. 12, n. 9, p. 933-938, 1987.
HUSSAIN, A.; ERDEK, M. Interventional Pain Management for Failed Back Surgery Syndrome. *Pain Pract*, v. 14, n. 1, p. 64-78, 2014.
KIM, L. H. *et al.* Expenditures and Health Care Utilization Among Adults With Newly Diagnosed Low Back and Lower Extremity Pain. *JAMA Netw Open*, Chicago, v. 2, n. 5, e193676, 2019.
MOYNIHAN, R.; HENRY, D.; MOONS, K. G. Using Evidence to Combat Overdiagnosis and Overtreatment: Evaluating Treatments, Tests, and Disease Definitions in the Time of Too Much. *PLoS Med*, v. 11, n. 7, e1001655, 2014.
OLIVEIRA, C. B. *et al.* Clinical Practice Guidelines for the Management of Non-Specific Low Back Pain in Primary Care: An Updated Overview. *Eur Spine J*, v. 27, n. 11, p. 2.791-2.803, 2018.
QASEEM, A. *et al.* Clinical Guidelines Committee of the American College of Physicians. Noninvasive Treatments for Acute, Subacute, and Chronic Low Back Pain: A Clinical Practice Guideline from the American College of Physicians. *Ann Intern Med*, Philadelphia, v. 166, n. 7, p. 514-530, 2017.
WANG, H. *et al.* Factors Predicting Patient Dissatisfaction 2 Years After Discectomy for Lumbar Disc Herniation in a Chinese Older Cohort: A Prospective Study of 843 Cases at a Single Institution. *Medicine, Baltimore, v. 94, n. 40, e1584, 2015.*

ACREDITE: A VIDA SEM DOR É POSSÍVEL

Capítulo 3
BALIKI, M. N. *et al.* Corticostriatal Functional Connectivity Predicts Transition to Chronic Back Pain. *Nat. Neurosci*, v. 15, n. 8, p. 1.117-1.119, 2012.
WOOLF, C. J. Central Sensitization: Implications for the Diagnosis and Treatment of Pain. *Pain*, v. 152, 3 Suppl, p. S2-S15, 2011.
CURY, A. *Ansiedade*: como enfrentar o mal do século. São Paulo: Saraiva, 2012.
GIFFORD, L. S. Pain, the Tissues and the Nervous System. *Physiotherapy*, v. 84, n. 1, p. 27-33, 1998.
HIDALGO-LOZANO, A. *et al.* Muscle Trigger Points and Pressure Pain Hyperalgesia in the Shoulder Muscles in Patients with Unilateral Shoulder Impingement: A Blinded, Controlled Study. *Exp Brain Res*, v. 202, n. 4, p. 915-925, 2010.
LEDOUX, J. E. Coming to Terms with Fear. *Proc Natl Acad Sciv*. 111, n. 8, p. 2.871-2.878, 214.
MELZACK, R. Pain and the Neuromatrix in the Brain. *J Dent Educ*, v. 65, n. 12, p. 1.378-1.382, 2001.
MOSELEY, G. L. A Pain Neuromatrix Approach to Patients with Chronic Pain. *Man Ther*, v. 8, n. 3, p. 130-140, 2003.
MOSELEY, G. L. Reconceptualising Pain According to Modern Pain Sciences. *Physical Therapy Reviews*, v. 12, n. 3, p. 169-178, 2007.
RAJA, S. N. *et al.* The Revised International Association for the Study of Pain Definition of Pain. *Pain*, v. 161, n. 9, p. 1.976-1.982, 2020.
LOUW, A. *et al.* Treat the Patient, Not the Label: A Pain Neuroscience Update. *Journal of Women's Health Physical Therapy*, v. 43, n. 2, p. 89-97, 2019.
VACHON-PRESSEAU, E. *et al.* Corticolimbic Anatomical Characteristics Predetermine Risk for Chronic Pain. *Brain*, v. 139, n. 7, p. 1.958-1.970, 2016.
WOOLF, C. J. Central Sensitization: Implications for the Diagnosis and Treatment of Pain. *Pain*, v. 152, 3 Suppl, p. S2-S15, 2011.

Capítulo 4
CAPRARA, A.; RODRIGUES, J. A Relação Assimétrica Médico-Paciente: Repensando o Vínculo Terapêutico. *Ciência & Saúde Coletiva*, Manguinhos, v. 9, n. 1, p. 139-146, 2004.
CODERRE, T. J.; KATZ, J. Peripheral and Central Hyperexcitability: Differential Signs and Symptoms in Persistent Pain. *Behav Brain Sci*, Cambridge, v. 20, n. 3, p. 404-419, 1997.
DE MARCO, M. A. *A Face Humana da Medicina*: do Modelo Biomédico ao Modelo Biopsicossocial. São Paulo: Casa do Psicólogo, 2003.
HOY, D. *et al.* A Systematic Review of the Global Prevalence of Low Back Pain. *Arthritis Rheum*, v. 64, n. 6, p. 2.028-2.037, 2012.
LOUW, A. *et al.* The Clinical Application of Teaching People About Pain. *Physiother Theory Pract*, v. 32, n. 5, p. 332-355, 2016.
LOUW, A. *et al.* The Efficacy of Pain Neuroscience Education on Musculoskeletal Pain: A Systematic Review of the Literature. *Physiother Theory Pract*, v. 32, n. 5, p. 332-355, 2016.
MAHER, C.; UNDERWOOD, M.; BUCHBINDER, R. Non-Specific Low Back Pain. *The Lancet,* London, v. 389, n. 10.070, p. 736-747, 2017.

REFERÊNCIAS BIBLIOGRÁFICAS

MOYNIHAN, R.; HENRY, D.; MOONS, K. G. M. Using Evidence to Combat Overdiagnosis and Overtreatment: Evaluating Treatments, Tests, and Disease Definitions in the Time of Too Much. *PLoS Med*, v. 11, n. 7, e1001655, 2014.
MOYNIHAN, R. N. *et al*. Expanding Disease Definitions in Guidelines and Expert Panel Ties to Industry: A Cross-Sectional Study of Common Conditions in the United States. *PLoS Med*, v. 10, n. 8, e1001500, 2013.
O'SULLIVAN, K.; O'SULLIVAN, P. B.; O'KEEFFE, M. The Lancet Series on Low Back Pain: Reflections and Clinical Implications. *Br J Sports Med*, v. 53, n. 7, p. 392-393, 2019.
SIMON, J. *et al*. Discogenic Low Back Pain. *Phys Med Rehabil Clin N Am*, v. 25, n. 2, p. 305-317, 2014.
WALKER, B. F. The Prevalence of Low Back Pain: A Systematic Review of the Literature from 1966 to 1998. *J Spinal Disord*, v. 13, n. 3, p. 205-217, 2000.
ZHONG, M. *et al*. Incidence of Spontaneous Resorption of Lumbar Disc Herniation: A Meta-Analysis. *Pain Physician*, v. 20, n. 1, p. 45-52, 2017.

Capítulo 5
BELAVÝ, D. L. *et al*. Running Exercise Strengthens the Intervertebral Disc. *Sci Rep*,v. 7, n. 45975, 2017.
DAMASCENO, G. M. *et al*. Text Neck and Neck Pain in 18-21-Year-Old Young Adults. *European Spine Journal*, v. 27, n. 6, p. 1.249-1254, 2018.
FAGUNDES, F. R.; REIS, F. J.; CABRAL, C. M. Nocebo and Pain: Adverse Effects of Excessive Information. *Rev. Dor*, São Paulo, v. 17, n. 3, p. 157-158, 2016.
YAMATO, T. P. *et al*. Do Schoolbags Cause Back Pain in Children and Adolescents? A Systematic Review. *Br J Sports Med*, v. 52, n. 19, p. 1.241-1.245, 2018.

Capítulo 6
DE BAETS, L. *et al*. The Influence of Cognitions, Emotions and Behavioral Factors on Treatment Outcomes in Musculoskeletal Shoulder Pain: A Systematic Review. *Clin Rehabil*, v. 33, n. 6, p. 980-991, 2019.

Capítulo 7
BIDONDE, J. *et al*. Mixed Exercise Training for Adults with Fibromyalgia. *Cochrane Database Syst Rev*, v. 5, n. 5, CD013340, 2019.
BLIOKAS, V. V.; CARTMILL, T. K.; NAGY, B. J. Does systematic Graded Exposure In Vivo Enhance Outcomes in Multidisciplinary chronic Pain Management Groups? *Clin J Pain*, v. 23, n. 4, p. 361-374, 2007.
DE JONG, J. R. *et al*. Reduction of Pain-Related Fear and Increased Function and Participation in Work-Related Upper Extremity Pain (WRUEP): Effects of Exposure in Vivo. *Pain*, v. 153, n. 10, p. 2.109-2.118., 2012.
DELLITTO, A.; ERHARD, R. E.; BOWLING, R. W. A Treatment-Based Classification Approach to Low Back Syndrome: Identifying and Staging Patients for Conservative Treatment. *Phys Ther*, v. 75, n. 6, p. 470-485, 1995.
ECCLESTON, C.; CROMBEZ, G. Pain Demands Attention: A Cognitive–Affective Model of the Interruptive Function of Pain. *Psychol Bull*, v. 125, n. 3, p. 356-366, 1999.
FERREIRA, G. E. *et al*. Management of Low Back Pain in Australian Emergency Departments. *BMJ Qual Saf*, v. 28, n. 10, p. 826-834, 2019.

ACREDITE: A VIDA SEM DOR É POSSÍVEL

FOSTER N. E. *et al.* IMPaCT Back Study team. Effect of Stratified Care for Low Back Pain in Family Practice (IMPaCT Back): A Prospective Population-Based Sequential Comparison. *Ann Fam Med*, v. 12, n. 2, p. 102-111, 2014.

GALLIKER, G. *et al.* Low Back Pain in the Emergency Department: Prevalence of Serious Spinal Pathologies and Diagnostic Accuracy of Red Flags. *Am J Med*, v. 133, n. 1, p. 60-72, 2020.

HILL, J. C. *et al.* Comparison of Stratified Primary Care Management for Low Back Pain with Current Best Practice (STarT Back): A Randomised Controlled Tria. *IThe Lancet*, London, v. 378, n. 9.802, p. 1.560-1.571, 2011.

James, J. E.; HARDARDOTTIR, D. Influence of Attention Focus and Trait Anxiety on Tolerance of Acute Pain. *Br J Health Psychol*, v. 7, pt 2, p. 149-162, 2002.

LEEUW, M. *et al.* Exposure in Vivo Versus Operant Graded Activity in Chronic Low Back Pain Patients: Results of a Randomized Controlled Trial. *Pain* v. 138, n. 1, p. 192-207, 2008.

LINTON, S. J.; NICHOLAS, M.; SHAW, W. Why Wait to address High-Risk Cases of Acute Low Back Pain? A Comparison of Stepped, Stratified, and Matched Care. *Pain*, v. 159, n. 12, p. 2.437-2.441, 2018.

LINTON, S. J.; VAN TULDER, M. W. Preventive Interventions for Back and Neck Pain Problems: What is the Evidence? *Spine (Phila Pa 1976)*, v. 26, n. 7, p. 778-787, 2001.

LUEDTKE, K. *et al.* Efficacy of Interventions Used by Physiotherapists for Patients with Headache and Migraine-Systematic Review and Meta-Analysis. *Cephalalgia*, v. 36, n. 5, p. 474-492, 2016.

MACEDO, L. G. *et al.* Graded Activity and Graded Exposure for Persistent Nonspecific Low Back Pain: A Systematic Review. *Phys Ther*, v. 90, n. 6, p. 860-876, 2010.

MOSELEY, G. L. Joining Forces - Combining Cognition-Targeted Motor Control Training with Group or Individual Pain Physiology Education: A Successful Treatment for Chronic Low Back Pain. *The Journal of Manual and Manipulative Therapy*, v. 11, n. 2, p. 88-94, 2003.

MOSELEY, G. L.; BUTLER, D. S. Fifteen Years of Explaining Pain: The Past, Present, and Future. *J Pain*, v. 16, n. 9, p. 807-813, 2015.

NICHOLAS, M. K. *et al.* "Decade of the Flags:" Working Group. Early Identification and Management of Psychological Risk Factors ("yellow flags") in Patients with Low Back Pain: A Reappraisal. *Phys Ther*, v. 91, n. 5, p. 737-753, 2011.

NIJS,. J. *et al.* Exercise Therapy for Chronic Musculoskeletal Pain: Innovation by Altering Pain Memories. *Man Ther*, v. 20, n. 1, p. 216-220, 2015.

SALVETTI, M. G. *et al.* Efeitos da intervenção exposição ao vivo e atividades graduais sobre a incapacidade e a crença de medo e evitação em pacientes com dor lombar crônica. *Rev. Bras. Ter. Comport. Cogn.*, São Paulo, v. 14, n. 3, p. 123-133, 2012.

SMITH, B. E. *et al.* Should Exercises be Painful in the Management of Chronic Musculoskeletal Pain? A Systematic Review and Meta-Analysis. *Br J Sports Med*, v. 51, n. 23, p. 1.679-1.687, 2017.

SOSA-REINA, M. D. *et al.* Effectiveness of Therapeutic Exercise in Fibromyalgia Syndrome: A Systematic Review and Meta-Analysis of Randomized Clinical Trials. *Biomed Res Int*, v. 2017, 2017.

REFERÊNCIAS BIBLIOGRÁFICAS

STEFFENS, D. *et al.* Prevention of Low Back Pain: A Systematic Review and Meta-analysis. *JAMA Intern Med*, v. 176, n. 2, p. 199-208, 2016.

STEIGER, F. *et al.* Is a Positive Clinical Outcome after Exercise Therapy for Chronic Non-Specific Low Back Pain Contingent Upon a Corresponding Improvement in the Targeted Aspect(s) of Performance? A Systematic Review. *Eur Spine J*, v. 21, n. 4, p. 575-598, 2012.

TEGNER, H. *et al.* Neurophysiological Pain Education for Patients With Chronic Low Back Pain: A Systematic Review and Meta-Analysis. *Clin J Pain*, v. 34, n. 8, p. 778-786, 2018.

TROST, Z.; FRANCE, C. R.; THOMAS, J. S. Pain-Related Fear and Avoidance of Physical Exertion Following Delayed-Onset Muscle Soreness. *Pain*, v. 152, n. 7, p. 1.540-1.547, 2011.

TURK, D. C.; GATCHEL, R. J. Psychological Approaches to Pain Management: a Practitioner's Handbook. 3. ed. New York: Guildord Press, 2018.

WICKSELL, R. K.; OLSSON, G. L.; HAYES, S. C. Psychological Flexibility as a Mediator of Improvement in Acceptance and Commitment Therapy for Patients with Chronic pain Following Whiplash. *Eur J Pain*, v. 14, n. 10, p. 1.059.e1-1.059.e11. 2010.

WOOD, L.; HENDRICK, P. A. A Systematic Review and Meta-Analysis of Pain Neuroscience Education for Chronic Low Back Pain: Short-and Long-Term Outcomes of Pain and Disability. *Eur J Pain*, v. 23, n. 2, p. 234-249, 2019.

Capítulo 9
SAAD, M. C. *et al.* Is Hip Strengthening the Best Treatment Option for Females with Patellofemoral Pain? A Randomized Controlled Trial of Three Different Types of Exercises. *Braz J Phys Ther*, v. 22, n. 5, p. 408-416, 2018.

Capítulo 10
CURY, A. *A Fascinante Construção do EU*. 2. ed. Academia da Inteligência, 2014.

PATEL, R.; APPANNAGARI. A.; WHANG, P. G. Coccydynia. *Curr Rev Musculoskelet Med*, v. 1, n. 3-4, p. 223-226, 2008.

Capítulo 11
ANDRADE, R. *et al.* How Should Clinicians Rehabilitate Patients after ACL Reconstruction? A Systematic Review of Clinical Practice Guidelines (CPGs) with a Focus on Quality Appraisal (AGREE II). *Br J Sports Med*, v. 54, n. 9, p. 512-519, 2020.

Capítulo 12
DOHERTY, C. *et al.* Treatment and Prevention of Acute and Recurrent Ankle Sprain: An Overview of Systematic Reviews with Meta-Analysis. *Br J Sports Med*, v. 51, n. 2, p. 113-125, 2017.

Capítulo 13
PEEK, A. L.; STEVENS, M. L. Resistance Training for People with Parkinson's Disease (PEDro synthesis). *Br J Sports Med*, v. 50, n. 18, 2016.

Capítulo 17
LIN, I. *et al.* What does Best Practice Care for Musculoskeletal Pain Look Like? Eleven Consistent Recommendations from High-Quality Clinical Practice Guidelines: Systematic Review. *Br J Sports Med*, v. 54, n. 2, p. 79-86, 2020.

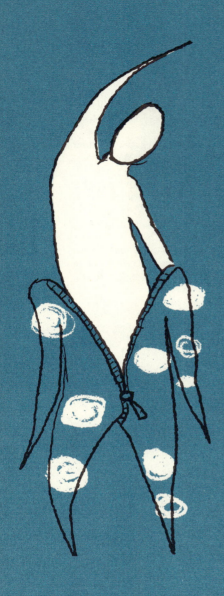

Este livro foi impresso pela Gráfica Edições Loyola em papel pólen bold 70g/m² em setembro de 2020.